죽기 전까지
병원갈 일 없는
스트레칭

죽기 전까지
병원 갈 일 없는
스트레칭

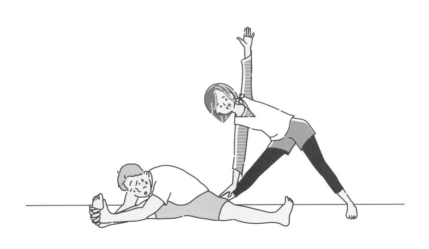

머리말

/

저는 지난 16년간 다른 이들이 건강하고 활기찬 삶을 향유할 수 있도록 돕는 일에 몸담아 왔습니다. 가족이 당뇨를 비롯한 만성질환을 앓으며 쇠약해지는 모습을 곁에서 지켜보면서 건강과 운동법에 관심을 갖게 되었고, 이들이 삶의 질을 높이는 데 도움이 되고자 건강한 생활방식을 통해 행복한 삶을 영위할 수 있도록 지도하고 동기를 부여하는 일을 모색하면서 운동전문가가 천직이라고 여기게 되었습니다.

체육학을 전공하던 대학 시절에 트레이너 일을 시작해 운동생리학과 운동역학 등 전공 분야에 대한 전문지식을 쌓는 데 치중하다 보니 유연성보다는 유산소 운동을 기반으로 한 운동 프로그램을 짜는 일이 잦았습니다. 체육학 전공자인 터라 유연성 강화 운동은 책으로 접한 적이 있고 스트레칭의 원리도 머리로는 이해하고 있었지만, 유연성이 건강을 지키고 행복한 삶을 영위하는 데 얼마나 중요한지 진정으로 깨닫게 된 건 첫 요가 수업을 듣고 나서였습니다. 지금도 그렇지만 그때는 유산소 운동과 근력 기반 운동이 주를 이루었고 스트레칭에 시간을 할애하는 경우는 드물었기 때문에 운동을 학업과 일로 병행하던 저나 고강도 유산소 운동법으로 지도하던 제 회원들도 근육이 늘 긴장된 상태로 지내긴 매한가지였습니다.

처음으로 요가 매트 위에 섰던 날, 유연성이 부족했던 제 자신이 얼마나 부끄러웠는지 모릅니다. 체육전공자인데도 손끝이 발끝에 전혀 닿지 않았으니까요. 하지만 스트레칭을 규칙적으로 반복하면서 운동할 때는 물론이고 일상생활도 한결 편해졌습니다. 관절 주변 근육이 늘어나 관절이 움직이는 범위도 넓어지면서 유연성이 크게 향상되었고 늘 달고 살았던 통증도 점차 줄어들었습니다. 무엇보다 매일 스트레칭을 하며 깊이, 천천히 호흡하고 내 몸과 마주하는 시간을 가지면서 느긋한 삶과 내 몸에 귀를 기울이는 경청의 미덕을 깨닫게 되었습니다. 분주한 삶을 살며 뜻밖의 상황들과 맞닥뜨리더라도 마음의 방향을 잃지 않도록 마음을 다잡는 데도 스트레칭으로 심신을 돌보는 시간이 큰 힘이 되었습니다.

제가 이 책을 통해 여러분과 나누고자 하는 지혜는 최신 연구 성과와 과학에 바탕을 두고 있습니다. 건강을 지키고 행복을 누릴 수 있는 길을 찾는 데 저는 많은 시간을 허비했지만 여러분은 이 책을 길잡이 삼아 마땅히 누려야 할 건강한 삶을 당장 오늘부터 만끽하시기 바라는 마음입니다.

삶에 유연하게 대처할 수 있도록 무한한 사랑과 지지를 보내준
어머니와 남편에게 이 책을 바칩니다

차 례

Part 3 하루 30분 스트레칭 프로그램

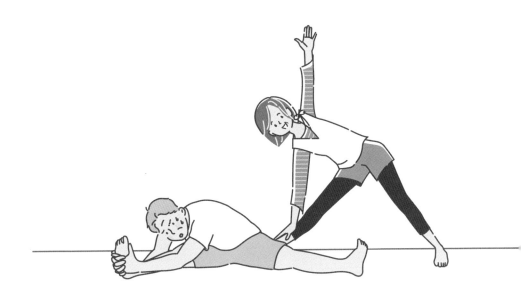

Part 1

최강의 운동, 스트레칭

누구나 할 수 있는
최고의 운동

대다수 동물들처럼 인간도 몸을 움직여야 삽니다. 사람의 몸은 매우 다양한 움직임을 수행할 수 있도록 고유하게 설계돼 있지만, 교통수단과 기술의 진보로 현대인은 과거 그 어느 때보다 몸을 더 적게 움직입니다. 계단을 걸어 올라가는 대신 승강기를 타고, 차를 몰고 장을 보러 가며 어디에서든 입구와 가장 가까운 곳에 주차를 합니다. 잔디를 깎을 때는 직접 걸어다닐 필요 없이 기계에 올라타면 그만입니다. 삽으로 집 앞의 눈을 치우기보다는 제설차를 기다립니다. 일터에서는 동료 직원이 있는 자리로 걸어가 직접 얼굴을 보고 대화를 나누는 게 아니라 이메일을 주고받습니다. 그러다 보니 한번 앉으면 좀처럼 자리를 떠나지 않고 장시간 의자에 앉아 있기 일쑤입니다.

스트레칭은 새로운 개념이 아닙니다. 역사를 거슬러 올라가면 전 세계의 문헌과 예술작품에서 그 원류를 찾을 수 있습니다. 스트레칭이 신체활동에 미치는 영향은 수 세기 전부터 비교적 최근에 등장한 운동치료 및 물리치료, 전술 훈련에 이르기까지 늘 주효했습니다. 스트레칭이 심신을 건강하게 지켜주고 전반적인 체력을 키워주기 때문입니다.

이 책에는 각 스트레칭이 공략하는 주요 근육 및 효과와 더불어 남녀노소 모두 따라 하기 쉽도록 자세한 설명과 단계별 순서가 제시돼 있어 연령, 생활방식, 건강 상태, 유연성을 불문하고 누구든 자신의 목표와 현 수준에 알맞은 맞춤형 스트레칭 프로그램을 만들 수 있습니다. 각자의 체력과 운동 수준에 맞게 소도구(스트랩, 요가 블록 등)와 그 외 지지대 (벽, 의자, 책상 등)를 이용해 자세를 변형하는 방법을 참고하여 여러분에게 가장 알맞은 자극을 찾아 스트레칭의 효과를 직접 체험해 보세요. 규칙적으로 꾸준히 스트레칭을 하면 유연성뿐 아니라 삶의 질도 향상될 것입니다.

Chapter 1
스트레칭의 효과

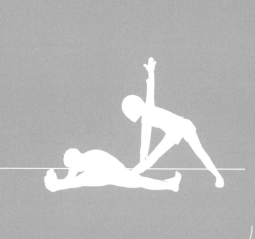

체력을 키우려면 유연성이 반드시 필요하며, 유연성을 키우는 데는 스트레칭이 가장 효과적입니다. '유연성'은 엄밀히 말해 '관절을 움직일 수 있는 운동 범위'를 말합니다. 관절에 따라 관절 움직임의 정도, 즉 '가동 범위'가 저마다 다르므로 손끝과 발끝이 서로 닿게 하는 자세처럼 '좋은' 유연성을 측정할 수 있는 절대 기준은 사실상 없습니다. 다만 특정 관절이나 서로 이어져 있는 여러 관절들을 무리하지 않고 통증 없이 자유롭게 움직일 수 있다면 '건강한' 상태라고 말할 수 있습니다. 연령 등 다양한 요소가 유연성의 정도를 결정할 수 있지만 그 바탕 원리는 신체적 조건을 불문하고 변함이 없습니다. 사람의 몸을 구성하는 근본적인 근육의 구조와 기능은 같기 때문입니다.

스트레칭이 중요한 이유

근육은 3가지로 나뉩니다. 이중에서 관절이 움직일 수 있도록 해주는 근육을 '골격근'이라고 합니다. 각 근육은 '단축성 수축'근육 길이가 줄어들면서 짧아짐과 '신장성 수축'근육 길이가 늘어나면서 힘을 냄이라는 반대 작용을 통해 다양한 움직임을 만들어 내거나 움직임을 제한합니다.

우리는 운동을 할 때 근육과 움직임을 따로 떼놓고 생각합니다. 하지만 인체는 개별 근육군들이 서로 연결된 상태에서 하나의 단위로 움직이는 '사슬운동'을 하므로 관절이 잘 늘어나는 '유연성'과 몸을 부드럽게 변형시킬 수 있는 '연체성'을 확보하려면 다양한 근육군들이 균형 상태를 유지해야 합니다. 예를 들어 관절 양 측면에 있는 근육의 끌어당기는 힘이 같을 때 관절은 자유롭게 회전할 수 있지만 한쪽 근육이 만성적으로 팽팽한 긴장 상태가 되면 반대쪽 근육이 약화돼 관절이 마모되기 쉽습니다.

근육이 팽팽하게 긴장한 단축성 수축 상태가 지속되면 유연성이 떨어지고 근육이 약화됩니다. 굽은 등, 잘못된 자세, 반복적인 동작, 장시간 앉아 있는 습관은 근육을 더욱 긴장시키는 만큼 건강을 지키고 싶다면 다양한 방법을 이용한 스트레칭을 꾸준히 실시해 근육을 풀어주고 관절의 가동 범위를 유지해야 합니다.

스트레칭의 7가지 효과

다수의 연구 결과 일상 생활에서 규칙적인 스트레칭을 하면 삶의 질이 더 높아질 뿐 아니라 다음과 같은 장기적인 효과도 얻을 수 있는 것으로 나타났습니다.

경직 완화　2009년 〈스포츠사이언스저널〉에 실린 연구에 따르면 30초씩 정적 스트레칭을 2세트 실시할 경우 종아리 근육의 경직 현상이 크게 감소합니다.

신체 기능 개선　2009년 〈가오슝의학저널〉에 실린 연구에 따르면 퇴행성 관절염 환자가 고유수용성신경근촉진 스트레칭p.26 참고과 정적 스트레칭p.25 참고이 복합된 저항운동근육을 강화하는 무산소 운동을 할 경우 관절가동 범위와 관절 안정성안정적으로 지지해주는 관절의 기능이 향상됩니다.

통증 완화　2007년 〈재활의학저널〉에 실린 연구에 따르면 비특정 목 통증을 앓고 있는 여성을 대상으로 4주간 스트레칭 프로그램을 실시한 결과 통증 수준이 낮아진 것으로 나타났습니다.

운동 능력 향상　2008년 〈체력컨디션연구저널〉에 실린 연구에 따르면 운동선수를 대상으로 4주간 동적 스트레칭을 실시한 결과 민첩성, 체력, 근력, 지구력이 증진된 것으로 나타났습니다.

관절가동범위 향상　2012년 〈체력컨디션연구저널〉에 실린 연구에 따르면 60~70대 성인을 대상으로 13주간 주 2회 정적 스트레칭을 실시한 결과 고관절 및 어깨 관절의 가동 범위가 크게 늘어난 것으로 밝혀졌습니다.

균형 감각 증진　2009년 〈체력컨디션연구저널〉에 실린 연구에 따르면 하반신의 주요 근육군을 강화시키는 정적 스트레칭을 15초씩 3세트 실시하면 균형 감각이 크게 향상됩니다.

불안감 및 우울증 완화　　2012년 〈의학보조요법〉에 실린 연구에 따르면 요가 자세 변형 스트레칭과 마음챙김 호흡법으로 이루어진 복합 요가 프로그램을 1주일간 실시한 결과 만성 요통 환자의 불안감과 우울증, 통증이 완화된 것으로 나타났습니다.

/

유연성의 3가지 효과

/

　유연성을 기르면 삶도 풍요로워집니다. 관절가동범위가 늘어나면 통증이 줄고 자세가 교정되며 신체활동도 더 즐거워집니다. 반대로 근육이 뭉치고 뻣뻣하면 관절가동범위가 제한돼 운동을 하거나 일상생활을 할 때 지장을 줄 뿐 아니라 심신 안정에도 부정적인 영향을 미칩니다. 유연성을 강화시키는 스트레칭을 규칙적으로 하면 다음과 같은 효과를 얻을 수 있습니다.

스트레스 완화 및 긴장 이완

　만성 스트레스에 시달리면 우리 몸은 불안, 피로, 긴장 등 부정적인 반응을 보입니다. 근육이 지나치게 긴장하면 혈압, 심박수, 호흡수가 증가하며 목과 허리가 경직되면서 통증을 유발합니다. 하지만 규칙적인 스트레칭을 하면 스트레스, 혈압, 심박수, 호흡수가 낮아지고 만성적인 목·허리 통증이 완화됩니다.

신체 기능 향상

체력 수준과 상관없이 스트레칭은 장단기적 효과를 가져다줍니다. 스트레칭 직후 또는 최소 주 2회, 3~4주간 집중적인 스트레칭을 한 경우 즉각적인 단기 효과를 기대할 수 있습니다.

스트레칭을 하면 근력과 민첩성, 체력, 속도도 향상됩니다. 근력 강화 운동인 저항운동과 유연성 강화 운동으로 체력을 단련시키면 균형 감각을 기를 수 있고 몸이 바르게 정렬되며 더 능률적으로 움직일 수 있습니다.

부상, 근육통, 경련 예방

일부 연구 결과에 따르면 스트레칭은 근육통, 근육 경련, 부상 위험도 줄여줍니다. 특히 이제 막 스트레칭을 시작한 입문 단계라면 일정 기간 운동 강도와 시간을 점차 늘여 나가야 근육통을 효과적으로 예방할 수 있습니다. 충분한 준비 운동을 하면 운동 후 하루 이틀 정도 지속되는 지연성근통증운동 후 근육 통증이 서서히 나타나는 증상을 미연에 방지할 수 있습니다. 또한 본격적인 신체활동에 몸이 대비할 수 있도록 체온을 높여주므로 염좌인대가 지나치게 늘어나거나 찢어지는 부상, 좌상근육·힘줄이 지나치게 늘어나거나 찢어지는 부상, 근육이 차가운 상태에서 발생하기 쉬운 근육 파열도 예방할 수 있습니다. 규칙적인 스트레칭을 하면 근육이 뭉쳐 쥐가 나는 증상이 줄어들고 일상생활의 어려움도 최소화할 수 있습니다.

Chapter 2
올바른 스트레칭법

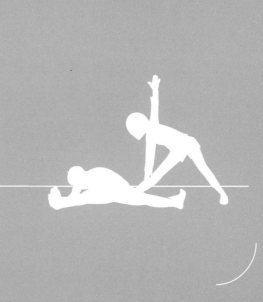

스트레칭은 핵심 관절의 가동 범위를 넓히고 근육을 늘여 유연성을 키우는 운동입니다. 유연성을 기르면서도 핵심 근육을 골고루 강화시키는 균형 잡힌 운동을 위해서는 발목, 다리, 엉덩이, 등, 몸통, 가슴, 어깨, 목 부위의 주요 근육과 인대를 늘여주는 다양한 스트레칭 기법과 전략을 두루 활용하는 것이 좋습니다.

스트레칭 기법

올바른 움직임은 근육과 결합조직각 신체 부위를 연결하는 조직, 신경이 집합적으로 함께 작동하는 활동입니다. 따라서 스트레칭도 다각도에서 접근하는 것이 중요합니다. '올바른' 스트레칭은 '기시점'과 '부착점'이라고 불리는 근육의 양 끝단을 서로 반대되는 방향으로 늘여 근섬유를 정렬하는 움직임을 말합니다. 근섬유가 늘어나려면 반드시 외부의 힘이 작용해야 하는데, 대표적으로 중력, 가속도, 체중, 상대방이 밀어내는 저항성 힘, 수건·스트랩 등을 당기는 힘이 외부 힘에 해당합니다.

근육을 스트레칭할 때는 근막에도 주의를 기울여야 합니다. 신체의 각 부위를 감싸고 연결하는 결합조직인 근막이 제 기능을 하면 통증도, 움직임의 제한도 없지만 근막이 손상되거나 자세가 바르지 않거나 만성 스트레스에 시달릴 경우 근막이 경직되어 관절가동범위도 줄어듭니다.

정적 스트레칭

가장 널리 알려진 유연성 강화 운동인 정적 스트레칭은 수동적인 스트레칭을 말합니다. 정적 스트레칭은 살짝 불편함을 느끼는 지점까지 근육을 늘인 상태에서 자세를 유지하는 기법으로, 회당 15~30초간 해당 자세를 유지하는 것이 가장 좋습니다. 65세 이상이거나 만성질환 또는 신체적 제약 때문에 건강 상태와 관절가동범위가 평균 이하인 50~64세에 해당한다면 회당 30~60초씩 유지합니다. 관절별 스트레칭은 60초씩 실시하며 한 번 반복 시 소요되는 시간에 따라 반복 횟수는 2~4회로 조절합니다.

동적 스트레칭

동적 스트레칭은 통제된 속도로 관절가동범위 내에서만 관절을 움직이며 실시하는 복합 스트레칭을 말합니다. 스포츠 및 피트니스 업계에서 준비 운동으로 실시하는 이 스트레칭 유형은 본격적인 신체 활동에 앞서 자신의 몸을 시험 삼아 움직여보는 기회로 활용할 수 있습니다. 곧 이어서 시작할 활동이나 강도가 좀 더 높은 운동에 신경계와 근육계를 미리 대비시켜 놓을 수 있기 때문입니다. (어깨를 돌리는 동작처럼) 앞뒤로 관절을 움직이는 동작에서 시작해 좌우로 움직이는 동작과 회전 동작으로 이어가는 동적 스트레칭은 일정한 속도를 유지하며 총 10회 실시하는 것이 바람직합니다.

고유수용선신경근 촉진법

고유수용선신경근 촉진법PNF, Proprioceptive Neuromuscular Facilitation은 재활치료에서 발전한 특수 스트레칭 기법으로, 관절을 거의 움직이지 않거나 아예 움직이지 않을 때처럼 관절의 움직임 및 근육 길이에 변화가 없는 '등척성 수축' 기법과 정적 스트레칭을 결합한 방법을 말합니다. PNF 기법은 매우 다양하지만 공략하는 근육을 수축시키고 나서 이완한 후 수건이나 스트랩, 또는 다른 사람의 도움을 받아 근육을 스트레칭하는 '수축-이완' 기법이 가장 보편적입니다.

PNF 스트레칭에서는 회당 3~6초간 근육을 수축시키고 나서 10~30초간 정적 스트레칭을 실시합니다. 정적 스트레칭으로 수축된 근육을 유지시키면 해당 관절의 한쪽 근육이 활성화되고 반대쪽 근육이 제한되면서 효과적으로 근육을 늘일 수 있습니다.

자가근막이완법

엄격한 의미에서 스트레칭은 아니지만 자가근막이완법도 관절 가동성을 높여줍니다. 이 기법은 긴장한 근막을 이완시켜 근막 아래에 있는 근육을 유연하게 만들어줍니다. 운동 전문가들이 쓰는 '근막이완법'을 응용한 자가근막이완법은 폼롤러에 해당 부위를 대고 30~60초간 앞뒤로 가볍게 움직이는 동작을 반복하면서 가벼운 압력을 가하는 기법입니다. 해당 부위의 근육이 약하거나 앞뒤로 움직이는 동작을 할 때 통증이 느껴진다면 폼롤러를 해당 부위의 주변 근육에 대고 움직이지 않는 상태에서 압력을 가합니다.

맞춤 처방 스트레칭

미스포츠의학협회에서는 스트레칭을 최소 주 2~3회 실시할 것을 권장합니다. 다만 관절의 가동 범위를 높이려면 가벼운 긴장이나 약간의 불편함이 느껴지는 지점에서 멈추고 수동적인 정적 스트레칭 자세를 유지하되 통증이 느껴질 정도로 근육을 과도하게 늘여서는 안 됩니다.

다행히도 근육은 안전망을 갖추고 있습니다. 너무 갑작스럽거나 강하게 근육이 늘어나면 '신장(신전) 반사'라는 반응이 나타나는데, 이는 근육 부상을 막기 위해 근육이 수축해 짧아지는 현상을 말합니다. 하지만 이 같은 안전장치에 전적으로 의존하기보다는 몸이 스트레칭에 서서히 익숙해질 수 있도록 되도록 안전하게 정확한 자세를 취해야 통증이나 부상을 방지하면서 최대한의 효과를 거둘 수 있습니다.

운동 전 스트레칭(준비 운동)

본격적인 신체활동에 앞서 심신을 적절히 준비시키는 것은 어떤 의미에서 스트레칭 자체보다 더 중요합니다. 운동 전 스트레칭은 평소에 잘 몰랐던 근본적인 근육 불균형 상태를 바로잡고 관절가동범위를 넓혀 부상 위험을 줄여줍니다. 단, 운동 전 스트레칭을 할 때는 다음과 같이 몇 가지 원칙을 염두해 두어야 합니다.

운동 전 스트레칭은 근육과 결합조직을 최적화해 본격적인 신체활동에 몸을 대비시킬 수 있어야 합니다. 팽팽하게 긴장돼 있거나 민감한 부위가 있다면 자가근막이완법으로 충분히 이완시킵니다. 폼롤러를 이용해 특정 부위에 압력을 가하는 자가근막이완법은 혈액 순환을 촉진시키고 관절을 느슨하게 만들어 몸을 비틀거나 회전시키는 자세 등을 더 수월하게 해줍니다. 근육을 서서히 데워주는 동적 스트레칭을 포함시키면 더 효과적으로 관절의 가동성을 높일 수 있습니다. 스트레칭으로 준비 운동을 할 때는 특히 다음 핵심 관절들에 중점을 두어야 합니다.

❶ 발목
❷ 엉덩이(고관절)
❸ 상부 등(흉추)
❹ 어깨

가령 '다리 앞뒤로 흔들기p.102'과 '발목 돌려 숫자 8 그리기p.104'는 준비 운동으로 적합합니다. 앉은 자세와 비슷한 스쿼트 자세나 계단 오르기와 비슷한 런지 자세처럼 일상생활의 움직임을 흉내 낸 '양팔 뻗어' 골반 앞뒤로 흔들기p.56 같은 기능적 움직임도 마찬가지입니다. 준비 운동은 몸통의 중심인 복부와 허리, 즉 코어 근육을 따뜻하게 데워주며 가동 범위를 증진시키고 부상 위험도 줄여줍니다. 다만 코어 근육의 발열 작용을 효과적으로 촉진시키는 동적 스트레칭은 근육을 데워줄 정도로 역동적이되 몸을 쉽게 지치게 하는 강도는 피해야 합니다.

운동 후 스트레칭(마무리 운동)

준비 운동으로 체온과 심박수를 차츰 높이는 것도 중요하지만 마무리 단계에서 신체활동의 강도를 차츰 낮추는 것도 못잖게 중요합니다. 속도를 천천히 줄이며 걷거나 뛰는 것처럼 시간을 두고 운동 강도를 줄이고 심박수를 낮추면 운동 시 사용한 근육으로 몰렸던 혈액이 다시 이동해 심장에 공급됩니다. 고강도 운동을 갑작스럽게 중단하면 혈액이 심장에서 먼 팔다리에 고여 있게 돼 어지러움을 느낄 수 있으며 심한 경우 실신할 수도 있습니다. 그런 만큼 고강도 활동을 하고 난 뒤에는 충분한 시간을 두고 몸이 휴식 상태로 전환할 수 있도록 강도를 조절합니다.

연구에 따르면 자전거 타기나 팔굽혀펴기로 몸을 따뜻하게 데우고 유연성 강화 운동을 하면 가장 효과적입니다. 따라서 마무리 단계에서는 정적 스트레칭을 하는 게 좋습니다. 마무리 스트레칭을 할 때는 우선 자가근막이완으로 긴장돼 있는 근육을 풀어줍니다. 폼롤러를 이용한 스트레칭은 엉덩이 근육과 상부 등처럼 쉽게 뭉치는 부위를 이완하는 데 도움이 됩니다. '바늘 구멍 자세p.98', '누운 자세에서 척추 비틀기p.78'같은 정적 스트레칭과 자가근막이완법을 병행하면 유연성과 가동성이 증진될 뿐 아니라 자세도 교정됩니다.

운동 유형, 운동 강도, 체력 수준, 건강 상태, 운동 목표, 여유 시간 등에 따라 마무리 스트레칭에 소요되는 시간과 개별 자세는 얼마든지 조정할 수 있습니다.

호흡법과 호흡수

스트레칭을 할 때는 올바른 호흡이 중요합니다. 특히 코로 천천히, 규칙적으로 마시고 내쉬는 마음챙김 호흡법은 심신을 편안하게 안정시키는 데 도움을 줍니다. 스트레칭의 강도에 따라 호흡 속도를 조절할 수도 있습니다. 스트레칭을 하다가 호흡이 짧아지거나 호흡을 참는다면 스트레칭 강도를 낮추라는 신호로 여겨야 합니다.

호흡을 기준으로 하면 스트레칭의 시작과 끝을 매끄럽게 이어갈 수도 있습니다. 가령 '상체 숙여 가슴 열기p.114' 같은 정적 스트레칭을 할 경우 몸을 바르게 정렬한 상태에서 마시는 숨에 척추를 곧게 펴고 내쉬면서 상체를 앞으로 숙인 후 코로 자유롭게 호흡하며 자세를 유지합니다. 숨을 내쉬면 흉강의 근육과 횡경막이 이완돼 더 편안하게 근육을 늘일 수 있습니다.

호흡을 가다듬는 데 집중하면 시계를 보지 않고도 각 스트레칭 자세를 얼마동안 유지하는지 알 수 있습니다. 일반적인 성인은 1분 동안 12~20회 호흡하므로 정적 스트레칭을 각각 최소 12초간 유지하면 5회 호흡할 수 있습니다. 이렇게 호흡으로 시간을 가늠하면 스트레칭을 하며 초를 세는 것보다 훨씬 더 쉽고 정확합니다.

소도구

스트레칭은 값비싼 도구나 장비 없이도 언제 어디서든 할 수 있습니다. 하지만 저렴한 소도구나 가정에 있는 물품을 이용하면 각자 목표에 알맞은 자세로 변형할 수도 있습니다.

앉은 자세에서 스트레칭을 할 경우 접은 수건을 엉덩이 밑에 받치면 더 편안하게 자세를 취할 수 있습니다. 수건은 골반을 정렬하고 자세를 바로잡는 데 도움이 됩니다. 무릎을 꿇은 자세에서 스트레칭을 할 경우 무릎 밑에 접은 수건을 대거나 누운 자세에서 스트레칭을 할 경우 오목하게 들어간 허리 밑에 수건을 받치면 몸을 더 편하게 지지할 수 있습니다. 튼튼한 의자나 문, 벽을 지지대로 삼아 스트레칭을 해도 좋습니다.

스트랩이나 작은 수건을 이용해 적당한 힘을 가하면 한계를 넘어서까지 몸을 몰아붙이지 않고도 안전하게 스트레칭할 수 있습니다. 요가에 주로 쓰이는 블록을 무릎 밑에 대고 몸을 지지하면 다양한 스트레칭 자세를 더 쉽고 편안하게 할 수 있습니다. 요가 블록은 저렴한 데다 종류도 다양하며 자가근막이완법에도 유용하게 쓰입니다.

Chapter 3
스트레칭에 대한 오해와 진실

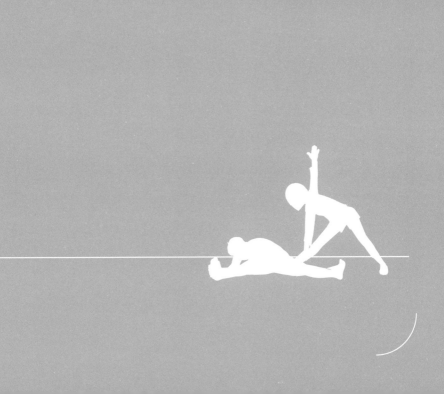

본격적인 스트레칭에 앞서 모든 사람의 몸은 저마다 다르다는 사실을 반드시 명심해야 합니다. 몸은 매일같이 변하므로 컨디션도 그날그날 다르게 느껴질 수 있습니다. 따라서 스트레칭도 사람마다 접근 방식이 달라야 합니다.

모든 사람의 몸은 다르다

사람마다 몸이 다르고 날마다 컨디션도 달라지게 마련이므로 매일 자신의 몸에 귀를 기울여 오늘은 스트레칭을 얼마나 '잘할' 수 있을지가 아니라 해당 부위의 자극이 '어떻게' 느껴지는지에 집중하는 것이 가장 중요합니다.

노화와 스트레칭

나이가 들면서 몸도 조금씩 변합니다. 노화가 진행될수록 근력과 유연성이 떨어지며 신체활동이 줄어들수록 그 속도도 더 빨라져 일부는 유연성이 절반 수준으로 감소하기도 합니다. 노화가 진행되면 근섬유의 크기와 양도 줄어드는데, 규칙적인 근력 운동을 하지 않을 경우 30세 이후부터 매년 약 0.5퍼센트의 근육이 감소합니다. 나이가 들수록 근육 형성을 돕는 콜라겐이 잘 생성되지 않아 근밀도가 낮아지고 근육도 쉽게 경직되면서 관절의 가동성은 더욱 줄어듭니다. 게다가 연골, 인대, 힘줄,

근육의 탄성섬유도 노화가 진행됨에 따라 손실되면서 유연성은 더욱 떨어져 근육 손상 등의 부상을 입을 가능성은 더욱 높아집니다.

그렇다고 방법이 없는 건 아닙니다. 스트레칭이나 관절가동범위 운동을 비롯한 규칙적인 신체활동을 하면 연령과 체력 수준을 불문하고 노화로 인한 생리학적 변화를 늦출 수 있습니다. 근력과 유연성을 향상시키면 기대수명도 늘고 전반적인 삶의 질도 높아집니다.

스트레칭에 대한 8가지 오해

스트레칭에 대한 오해와 잘못된 인식 때문에 효과에 의구심을 가지거나 스트레칭을 무턱대고 어렵게 여기는 경우가 많습니다. 잘못 알고 있는 몇 가지 오해를 바로잡기 위해서는 다음과 같은 사항을 염두에 둘 필요가 있습니다.

스트레칭은 유연한 사람만 하는 운동이 아닙니다　　많은 사람들이 몸이 유연한 사람만 스트레칭을 할 수 있다고 생각합니다. 하지만 유연하지 않더라도 건강에 대한 의지만 있다면 누구나 스트레칭을 할 수 있습니다. 몸이 건강하더라도 유연성 강화 운동은 반드시 매일 해야 합니다. 스트레칭을 꾸준히 하면 유연성이 점차 향상돼 일상적인 활동을 훨씬 더 편하게 즐길 수 있습니다.

핵심 근육군을 골고루 늘이세요　　　대다수 사람들은 스트레칭이 근력 강화 운동 후 과도하게 사용한 근육을 풀어주는 이완법이라고 생각합니다. 사실 스트레칭은 모든 핵심 근육군을 골고루 단련시키는 유연성 강화 운동입니다. 신체가 제 기능을 다하려면 특정 활동을 할 때 주로 쓰이는 근육을 늘여야 합니다. 그런 의미에서 우리가 매일 쓰는 주요 근육들을 풀어주고 늘여주는 유연성 강화 운동은 필수입니다. 가령 자전거를 타고 난 후에는 스트레칭으로 종아리, 햄스트링, 장요근, 사두근 등 자전거를 탈 때 주로 사용하는 근육군을 가볍게 풀어주는데, 이와 별개로 등, 가슴, 어깨 등 일상생활에서 자주 쓰는 다른 근육들도 스트레칭으로 늘여주고 이완하는 시간이 필요합니다. 전신의 모든 근육군을 골고루 단련시키는 균형 잡힌 스트레칭을 꾸준히 실천할 때 우리 몸의 기능도 최고조에 달하게 됩니다.

올바른 자세가 중요합니다　　　스트레칭을 할 때 올바른 자세가 아니더라도 더 강하게 근육을 늘일 수만 있으면 큰 효과를 얻을 수 있다고 잘못 생각하는 경우가 많습니다. 하지만 특정 활동을 할 때 작동하는 근골격계와 신경계의 역학을 제대로 이해하고 올바로 적용해야 스트레칭을 통해 목표한 효과를 거둘 수 있으며 부상도 예방할 수 있습니다. 가령 상체를 앞으로 숙이는 자세를 취할 때는 목, 어깨, 등이 앞쪽으로 둥글게 말리지 않도록 척추를 최대한 편 상태에서 고관절을 허리와 반대 방향으로 움직여야 합니다. 또한 목과 팔꿈치는 지그시 구부려야 과신전_{관절}이 가동 범위를 벗어난 지점까지 구부러지는 '관절잠김 현상'을 피할 수 있습니다.

다양한 스트레칭으로 지루함을 덜어보세요　　　연구를 통해 유연성을 강화하는 운동법이 다양하다는 점이 입증된 만큼 스트레칭이 지루할 이유는 없습니다. 앞으로 살펴보겠지만 스트레칭 기법은 매우 다양합니다. 가령 '낮은 코브라 자세'와 '아래를 향한 개 자세'처럼 요가에서 차용한 스트레칭은 색다른 유연성 강화 운동이 될 수 있습니다. 스트레칭을 할 때 잔잔한 음악을 틀어놓거나 아로마테라피를 함께하면 더 편안하고 즐거운 경험으로 만들 수 있습니다.

통증을 느껴야 유연해지는 건 아닙니다　　　유연성 강화 운동을 할 때 통증을 느낄 때까지 몸을 몰아붙이면 아무런 효과도 얻지 못합니다. 제 몸의 한계 이상까지 몰아붙이면 잠재 효과를 기대할 수 없을 뿐만 아니라 통증은 물론 부상 위험도 높아집니다. 안전하게 강도를 높이고 싶다면 통증이 아니라 가벼운 불편함이나 긴장이 느껴지는 지점까지만 스트레칭해야 합니다.

천천히, 꾸준히 해야 안전합니다　　　앞서 말했듯 근육은 부상을 막아주는 안전장치를 갖추고 있습니다. 스트레칭을 할 때처럼 근육이 길이의 변화를 탐지하면 신경계에 신호를 보내 반사운동을 일으킵니다. 이는 늘어난 근육을 수축시켜 근육의 길이를 더 이상 늘이지 못하게 하려는 시도라 할 수 있습니다. 갑자기 스트레칭을 하면 수축도 그만큼 더 강하게 일어나 근육은 더 팽팽해지고 스트레칭도 어렵게 느껴질 수밖에 없는데, 이는 스트레칭 본연의 목적과 정반대의 결과를 가져옵니다. 재빠르게 상하로 뛰어오르고 뛰어내리는 동작이 포함된 동적 스트레칭의 한 유형인 '탄성 스트레칭'을 (전문 운동선수 이외의) 일반 성인들에게는 잘 권장하지 않는 이유도 지나치게 빠른 움직임이 부상 위험을 높이기 때문입니다.

한 세트마다 최소 15초씩 정적 스트레칭을 유지하도록 권장하는 것도 이 같은 반사동작에 주의하기 위함입니다. 15초는 근육의 안전장치가 늘어난 길이에 익숙해지는 데 걸리는 시간으로, '스트레스 완화'라고 부르는 일종의 둔감화 반응인 '반사성 장력'을 일으키는 반대 신호를 억제합니다. 이 스트레스 완화 작용이 일어날 때까지 한 가지 자세를 오래 유지하면 관절가동범위가 더 넓어지며 주변 근육과 결합조직의 신축성도 늘어납니다.

가동성과 안정성을 조화롭게 높이세요　　　　관절이 가동 범위 내에서 자유롭게 움직이는 '관절 가동성'도 중요하지만 관절의 위치나 움직임을 안정적으로 제어하는 '관절 안정성'도 그만큼 중요합니다. '유연성'의 의미나 스트레칭의 목적이 '관절의 가동 범위 증진'이긴 하지만 몸이 더 안전하게, 더 효율적으로 움직이고 기능할 수 있으려면 안정성과 가동성이 최적의 균형을 이루어야 합니다. 이 책에 수록된 역동적인 동적 스트레칭은 이 같은 균형을 유지하는 데 유용합니다. 가령 '네발 기기 자세에서 팔다리 뻗기p.88'와 '누운 자세에서 양팔로 W자 만들기p.48'는 어깨 관절과 고관절의 가동 범위를 넓히면서 허리(요추), 견갑골 등 주요 부위의 안전성도 높여줍니다. 가동성과 안정성이 균형을 이루면 통증 없이 보다 능률적이고 기능적으로 몸을 움직일 수 있습니다.

늦은 때란 없습니다, 지금 바로 시작하세요   스트레칭은 나이와
건강 상태를 불문하고 다양한 효과를 제공합니다. 연구에 따르면 50세
이상인 사람이 규칙적인 스트레칭과 걷기 또는 수중 에어로빅 등을 병
행할 경우 고관절, 어깨 관절 등 핵심 부위의 유연성이 크게 향상되는 것
으로 나타났습니다. 스트레칭은 일상생활을 할 때 움직임을 편안하게
만들어 독립적이고 활기찬 삶을 즐길 수 있게 해줍니다.

스트레칭의 강도

매일같이 달라지는 컨디션을 고려해 다양한 스트레칭 프로그램을
활용하는 것이 좋습니다. 이 책에 제시된 변형 자세를 참고하면 스트레
칭 강도를 낮춰 몸을 더 지지하기 쉬운 편안한 자세로 바꾸거나 유연성
을 보다 강화할 수 있도록 강도를 높인 자세로 응용할 수 있습니다. 더
많은 아이디어를 얻고 싶다면 14장을 참고하여 자신의 몸에 맞는 맞춤
형 스트레칭 프로그램을 직접 만들어 보세요.

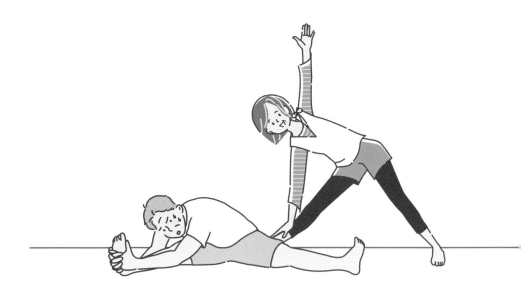

Part 2

신체 부위별 스트레칭

스트레칭 해부학

이 책에서는 다양한 스트레칭 기법 중에서도 자가근막이완법과 유연성과 체력을 길러주는 정적·동적 스트레칭을 주로 소개합니다. 2부에서는 실내외뿐 아니라 여행·출장 등으로 한 곳에 오래 머물지 않고 이동 중일 때도 쉽게 따라 하기 쉬운 효과적인 스트레칭법을 제시하고 있습니다. 각 스트레칭은 다음과 같이 공략하는 주요 신체 부위와 근육군에 관한 정보가 함께 제시돼 있어 편리하게 참고할 수 있습니다.

ZONE 1 목

ZONE 2 상부 등(승모근, 능형근, 흉추, 견갑골)

ZONE 3 어깨 전면부(전삼각근, 중삼각근), 가슴(흉근)

ZONE 4 어깨 후면부(후삼각근), 등(광배근)

ZONE 5 위팔(상완이두근, 상완삼두근), 아래팔/팔목

ZONE 6 몸통(복직근, 복사근, 복횡근, 척추기립근)

ZONE 7 둔근, 바깥쪽 엉덩이(대퇴근막장근, 장경인대), 안쪽 허벅지(고관절 내전근)

ZONE 8 고관절 굴곡근, 허벅지(대퇴사두근, 햄스트링)

ZONE 9 종아리/발목(전경골근, 비복근, 가자미근)

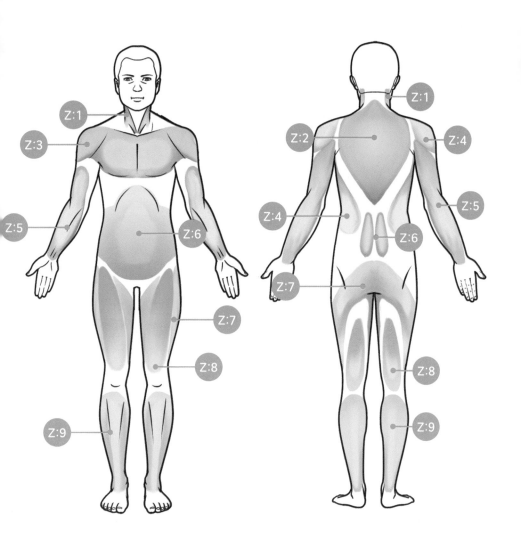

Chapter 4
목, 가슴, 어깨

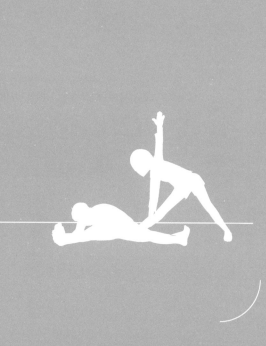

바늘에 실 꿰기 자세

마무리 운동/정적 스트레칭

이 스트레칭은 높은 선반에 손을 뻗는 동작부터 수영, 테니스, 야구 등 각종 스포츠에 이르기까지 머리 위로 팔을 들어올려 뒤쪽으로 뻗는 오버헤드overhead 동작을 하고 난 후에 효과적이며, 어깨 힘줄회전근개에 염증이 생기는 회전근개 건염과 관절 마찰을 줄여주는 윤활액점액낭에 염증이 생기는 점액낭염으로 인한 통증도 완화시킵니다.

기본 자세

1 양 손바닥과 양 무릎을 바닥에 댄 자세에서 머리를 왼쪽으로 돌린 후 손바닥이 위를 향하게 하여 오른팔을 왼팔 밑으로 뻗습니다.

2 엉덩이는 양 무릎 위에 올 수 있도록 허벅지를 수직으로 유지하고 왼팔은 앞쪽으로 쭉 편 상태에서 오른팔을 바닥에 지그시 눌러줍니다. 이 자세를 유지하세요.

3 반대쪽도 반복하세요.

변형 자세

- 이 동작이 어렵다면 앉은 자세에서 시작합니다. 한쪽 팔을 어깨 높이에서 쭉 편 상태로 가슴 쪽으로 가져와 반대쪽 팔을 구부려 팔꿈치에 걸고 가슴 쪽으로 좀 더 끌어당기세요.
- 강도를 높이고 싶다면 벽을 마주보고 선 자세에서 시작합니다. 한쪽 팔을 어깨 높이에서 쭉 펴고 가슴 쪽으로 가져온 상태에서 반대쪽 손바닥으로 벽을 짚고 아래팔을 벽에 붙입니다. 가져온 팔의 어깨를 벽 쪽으로 좀 더 밀어냅니다.

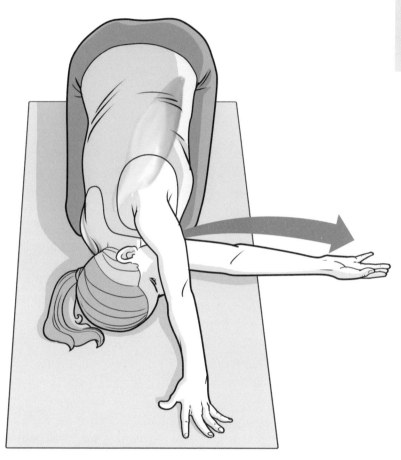

바닥에 닿은 팔은 지그시 눌러주고 바닥을 짚은 다른 쪽 팔로 몸을 지탱합니다.

누운 자세에서
양팔로 W자 만들기

어깨 전면부, 가슴

등 광배근

준비 운동/동적 스트레칭

이 스트레칭은 어깨 관절의 가동 범위를 넓혀주며 어깨 부상을 방지하고 통증을 완화하는 데
도 효과적입니다.

기본 자세

1. 등을 바닥에 대고 누워 무릎을 구부리고 발바닥은 바닥에 붙입니다.
   양팔을 구부려 팔꿈치를 옆구리 가까이 가져오고 손바닥이 천장을
   향하게 합니다.

2. 양팔을 바닥에 댄 상태에서 마시는 숨에 양팔을 미끄러뜨리며 머리
   위쪽으로 가져가 두 검지손가락이 닿게 합니다.

3. 내쉬는 숨에 양팔을 다시 미끄러뜨리며 시작 자세로 돌아옵니다. 가
   능하면 양팔이 바닥에서 떨어지지 않게 합니다.

4. 여러 번 반복하세요.

변형 자세

- 이 동작이 어렵다면 팔꿈치를 좀 더 구부려 관절가동범위를 줄이고 머리 위에서 두
  팔이 닿게 합니다.
- 벽에 어깨를 대고 선 자세로 변형해 보세요.

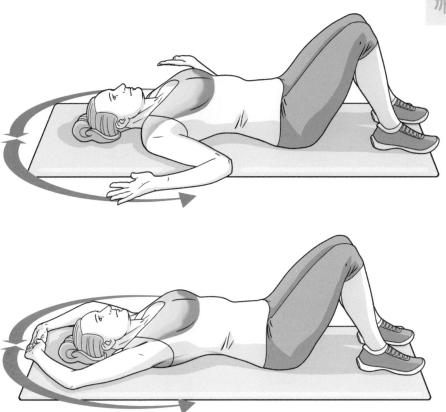

머리 위로 양팔을 올릴 때는 등이 뜨지 않도록 바닥에 지그시 눌러주고 양팔은 바닥에 붙인 상태를 유지합니다.

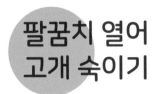

팔꿈치 열어 고개 숙이기

가슴, 목
어깨 전면부_{전삼각근}

마무리 운동/정적 스트레칭

이 스트레칭은 잘못된 자세로 무리한 힘이 가해질 때 뭉치기 쉬운 가슴·어깨·목 근육을 풀어주고 통증을 완화시킵니다.

기본 자세

1 앉은 자세에서 양손을 깍지 껴 정수리에 가까운 뒤통수를 받칩니다.

2 고개를 가볍게 숙이면서 턱을 가슴 쪽으로 끌어당기고 팔꿈치는 바깥쪽으로 활짝 펼쳐줍니다. 이 자세를 유지하세요.

변형 자세

- 이 동작이 어렵다면 선 자세에서 진행합니다.
- 강도를 높이고 싶다면 턱을 가슴 쪽으로 최대한 끌어당겨 보세요.

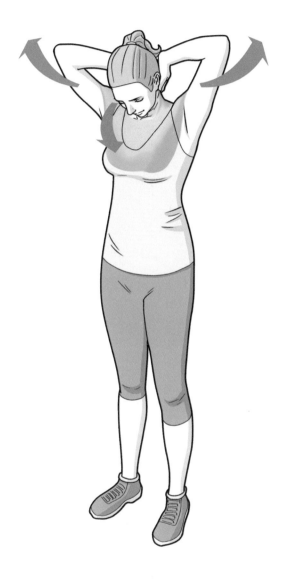

어깨가 앞으로 말리지 않아야 최대의 효과를 거둘 수 있으므로 견갑골(날개죽지) 사이의 근육을 써서 어깨를 뒤로 당긴 상태를 유지하고 팔꿈치는 최대한 넓게 벌리세요.

한 손으로
머리 잡고 당기기

마무리 운동/정적 스트레칭

이 스트레칭은 머리를 한쪽 방향으로 돌린 상태에서 잠을 자거나 잘못된 자세로 근골격이 틀어져 나타나는 테크 넥Tech neck, 스마트폰 등 과도한 디지털 기기 사용으로 목을 앞쪽으로 뻗어 고개를 숙인 상태가 지속돼 나타나는 증상으로 인해 경직된 목 근육을 늘여줍니다. 이 자세는 목 통증 및 불편함 완화, 체형 교정 효과와 더불어 두통 해소에도 도움이 됩니다.

기본 자세

1 앉은 자세에서 오른쪽 손바닥을 왼쪽 귀에서 약간 떨어진 뒤통수에 갖다 댑니다.

2 고개를 오른쪽으로 살짝 돌려 오른손으로 턱을 오른쪽 어깨 가까이 당겨줍니다. 이 자세를 유지하세요.

3 반대쪽도 반복합니다.

변형 자세

- 이 동작이 어렵다면 선 자세에서 진행합니다.
- 강도를 높이고 싶다면 턱을 가슴 가까이 최대한 끌어당겨 보세요.

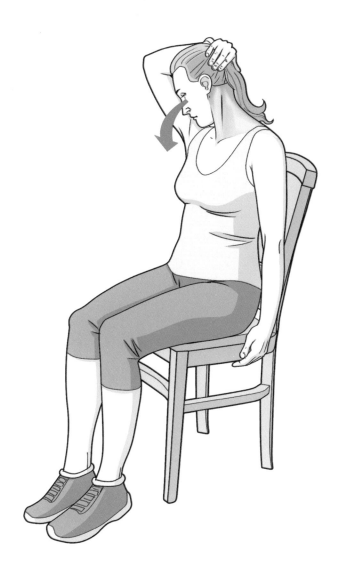

귀를 어깨 가까이 오게 한 다음 턱을 어깨 쪽으로 끌어당겨야 목 근육을 효과적으로 늘일 수 있습니다.

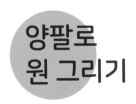

양팔로
원 그리기

어깨전면부, 후면부
상부 등

준비 운동/동적 스트레칭

이 스트레칭은 어깨 관절의 가동 범위를 넓혀 본격적인 신체활동에 앞서 몸을 대비시키는 준비 운동으로 좋습니다.

기본 자세

1 양다리를 골반 너비로 벌리고 서서 양팔을 어깨 높이까지 들어올려 옆으로 뻗고 손바닥은 아래로 향하게 합니다.

2 팔꿈치를 뻗은 상태에서 양팔로 원을 그리며 서서히 가슴 앞쪽으로 가져옵니다.

3 동작이 끊어지지 않도록 계속 원을 그리며 시작 자세로 돌아옵니다.

변형 자세

- 이 동작이 어렵다면 어깨에 통증이 느껴지지 않는 가동 범위에서 원을 작게 그리며 돌립니다.
- 한 팔씩 번갈아 원을 그려보고 양 어깨의 차이를 느껴보세요.

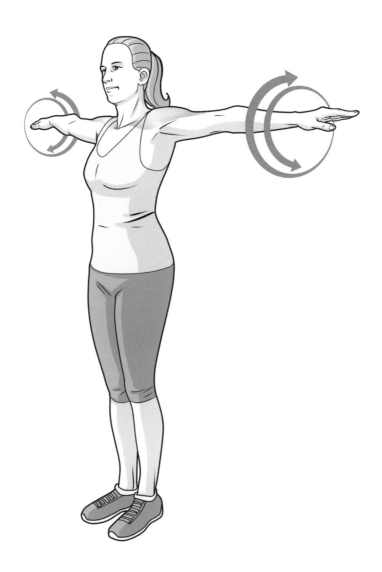

어깨 관절의 가동 범위를 최소화한 상태에서 원을 그리기 시작해 점차 원을 크게 그리면서 관절가동범위를 조금씩 넓히세요.

양팔 뻗어
골반 앞뒤로 흔들기

어깨전면부, 후면부, **등, 가슴**
위팔이두근, 삼두근,
고관절굴곡근

준비 운동/동적 스트레칭

이 스트레칭은 라켓을 휘두르는 동작, 내던지는 동작이 포함된 테니스 등의 취미 활동이나 다양한 일상활동에 앞서 몸을 풀 때 좋은 준비 운동입니다.

기본 자세

1 양다리를 골반 너비로 벌리고 서서 양팔은 골반 옆에 떨어뜨리고 손바닥이 몸을 바라보게 합니다.

2 척추를 곧게 편 상태에서 무릎을 가볍게 구부려 상체를 살짝 앞으로 숙이고 골반은 뒤로 약간 밀어 양팔을 어깨 높이까지 들어올립니다. 손바닥은 마주본 상태를 유지합니다.

3 골반을 앞으로 밀어내는 동시에 양팔을 몸 뒤쪽으로 가볍게 빼면서 선 자세로 돌아옵니다.

4 여러 번 반복하세요.

변형 자세

- 이 동작을 두 단계로 나누어 진행해도 됩니다. 먼저 팔을 앞뒤로 흔드는 상체 움직임에 집중한 다음 이어서 고관절 경첩운동고관절을 앞쪽으로 회전시켜 경첩처럼 접었다 펴는 동작에 집중하는 방식으로 공략 부위를 바꿔보세요.

- 고관절 경첩운동 대신 하프 스쿼트Half squat, 고관절을 앞쪽으로 회전시켜 허벅지 윗면과 지면이 수평을 이루게 하는 자세로 변형해 무릎을 구부린 상태에서 고관절을 앞뒤로 회전시켜 보세요.

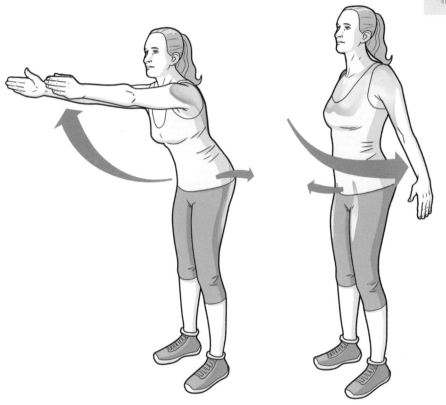

이 스트레칭은 준비 운동에 해당하므로 속도를 천천히 조절하며 움직여야 본격적인 활동에 앞서 차분히 몸을 대비시킬 수 있습니다.

위로 향한 테이블 자세

가슴, 목, 고관절굴곡근

마무리 운동/정적 스트레칭

이 스트레칭은 책상이나 운전석에 오래 앉아 있을 때 쉽게 뭉치고 뻣뻣해지는 고관절 굴곡근과 가슴 근육을 이완하는 데 효과적입니다.

기본 자세

1 바닥에 등을 대고 누운 자세에서 무릎을 구부리고 발바닥을 바닥에 붙입니다. 양손을 귀 옆으로 가져가 손가락을 앞으로 향하게 한 상태에서 손바닥을 바닥에 붙입니다.

2 마시는 숨에 손바닥과 발바닥으로 바닥을 가볍게 누르며 골반을 들어올립니다.

3 내쉬는 숨에 견갑골을 끌어모으며 가슴을 더 열어주고 고개를 천천히 뒤로 젖혀 턱이 천장을 향하게 합니다. 이 자세를 유지하세요.

변형 자세

- 이 동작이 어렵다면 양팔을 앞으로 뻗어 골반 옆에 둔 상태에서 양팔과 발바닥으로 바닥을 누르며 골반을 들어올립니다. 양팔을 허리 아래에 집어넣어 깍지를 끼고 가슴과 골반을 천장 쪽으로 좀 더 끌어올리면 가슴과 어깨 근육을 더 강하게 늘일 수 있습니다.
- 강도를 높이고 싶다면 양 무릎을 쭉 펴고 발바닥을 바닥에 붙여 뒤집은 플랭크 자세를 만듭니다.

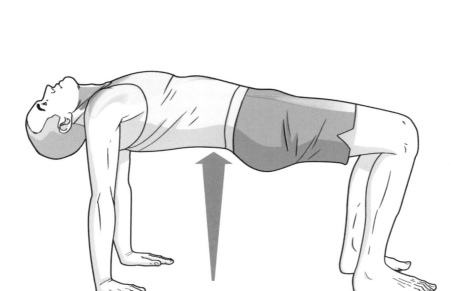

머리의 무게가 목에 부담을 주지 않도록 하려면 최대한 천천히 고개를 뒤로 젖히고 턱을 천장 쪽으로 향하게 해야 합니다.

Chapter 5
팔, 손, 손목

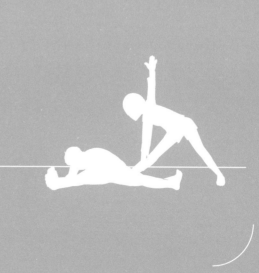

벽에 팔 대고
위팔 늘리기

마무리 운동/정적 스트레칭

이 스트레칭은 팔꿈치를 구부릴 때 주로 쓰는 근육을 이완하는 데 좋습니다. 특히 오랜 시간 전화 통화를 하거나 무거운 물건을 들거나 장시간 키보드를 사용했을 때 나타나는 증상인 손 목터널증후군손목 통증, 골프 엘보Golfer's elbows, 팔꿈치 안쪽의 근육과 건 손상에 효과적입니다.

기본 자세

1 벽을 측면(왼쪽)에 두고 골반과 어깨가 수직이 되도록 선 자세에서 왼팔을 어깨 높이까지 들어올려 뒤로 쭉 뻗고 손바닥을 벽에 붙이고 엄지손가락은 위쪽을, 나머지 손가락은 뒤쪽으로 향하게 합니다. 반 대팔은 편하게 늘어뜨립니다.

2 오른발은 앞으로, 왼발은 뒤로 내딛은 상태에서 왼발로 지지하며 몸 을 오른쪽으로 비틉니다. 두 발을 바닥에 단단히 고정시키고 골반과 어깨가 벽에서 멀어지도록 몸을 비트세요. 이 자세를 유지합니다.

3 반대쪽도 반복하세요.

변형 자세

- 이 동작이 어렵다면 뻗은 팔의 팔꿈치를 살짝 구부립니다.
- 강도를 높이고 싶다면 손바닥으로 벽을 밀어낼 때 가슴을 앞쪽으로 좀 더 내밀어 보세요.

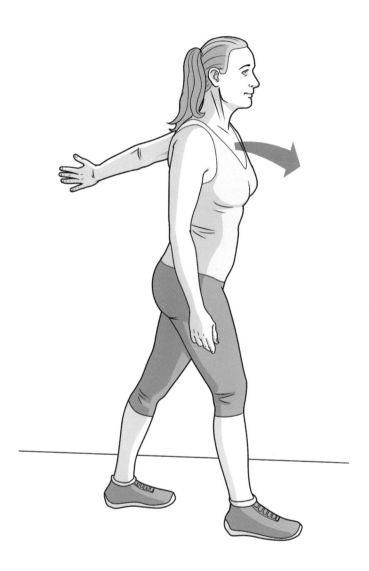

팔을 어깨 높이까지 들어올린 상태가 가장 이상적이지만 어깨에서 약간 낮은 위치까지 들어올려도 효과를 기대할 수 있습니다.

등 뒤에서 팔꿈치 당기기

위팔삼두근

이 스트레칭은 덤벨을 머리 위로 들어올리거나 팔굽혀펴기를 할 때, 자동차문을 닫을 때, 누워 있다가 바닥을 짚고 일어나 앉을 때 등 무언가를 '밀어내는' 동작을 할 때 쓰이는 삼두근의 부상을 방지하는 데 효과적입니다.

기본 자세

1 양다리를 골반 너비로 벌리고 섭니다. 오른팔을 머리 위로 쭉 뻗은 후 팔꿈치를 구부려 손바닥이 상부 등 중앙에 닿게 합니다.

2 오른 팔꿈치를 오른쪽 귀에 가까이 가져온 상태에서 손바닥이 좀 더 내려갈 수 있도록 왼손으로 오른 팔꿈치를 잡아당깁니다. 이 자세를 유지하세요.

3 반대쪽도 반복하세요.

변형 자세

- 선 자세에서 균형 잡기가 어렵다면 앉은 자세에서 진행합니다.
- 팔꿈치를 귀에 가까이 가져오는 힘을 이용해 팔을 아래쪽으로 좀 더 잡아당기면 더 강한 자극을 줄 수 있습니다.

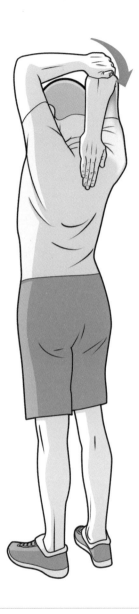

고개가 앞으로 숙여지지 않도록 고개를 들고 등을 곧게 편 상태에서 팔꿈치를 잡아당기세요.

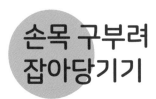

손목 구부려 잡아당기기

마무리 운동/정적 스트레칭

이 스트레칭은 팔목을 쓸 때 작용하는 근육을 이완하는 데 효과적이며 테니스 엘보Tennis elbow, 팔꿈치 관절 통증로 인한 통증을 완화시킵니다. 테니스를 즐겨 하거나 규칙적인 근력 운동을 한다면 이 자세로 유연성을 길러보세요.

기본 자세

1 양다리를 골반 너비로 벌리고 선 자세에서 오른팔을 앞으로 뻗어 어깨 높이까지 들어올리고 손바닥은 바닥을 향하게 합니다.

2 팔꿈치를 편 상태를 유지하며 손가락이 바닥을 향하도록 손목을 구부립니다. 왼손으로 오른쪽 손등과 손가락 마디를 감싸 몸 쪽으로 잡아당깁니다. 이 자세를 유지하세요.

3 반대쪽도 반복하세요.

변형 자세

- 선 자세에서 몸을 지탱하기가 어렵다면 의자에 앉은 상태에서 진행합니다.
- 강도를 높이고 싶다면 네발 기기 자세에서 손가락이 몸 쪽으로 향하게 바닥을 짚고 손바닥을 바닥에 단단히 고정시킨 후 엉덩이를 뒤꿈치 쪽으로 서서히 이동시킵니다.

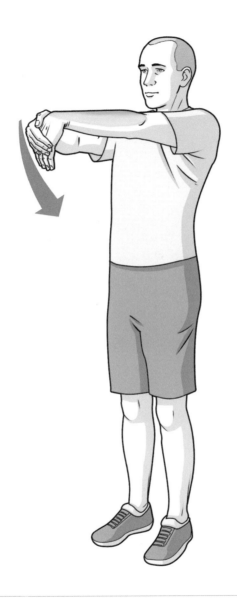

손을 몸 쪽으로 천천히 당겨야 손가락과 팔목의 통증을 방지할 수 있습니다.

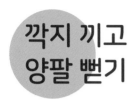

깍지 끼고 양팔 뻗기

마무리 운동/정적 스트레칭

이 스트레칭은 손목을 구부린 상태에서 장시간 스마트폰을 하거나 전화 통화를 하고 난 후 나타나는 손목 통증을 완화시킵니다.

기본 자세

1 양다리를 골반 너비로 벌리고 선 자세에서 양손은 깍지를 끼고 손바닥이 바깥쪽을 향하도록 뒤집어 어깨 높이까지 들어올립니다.

2 팔꿈치를 편 상태에서 손바닥을 앞으로 밀어냅니다. 이 자세를 유지하세요.

변형 자세

- 선 자세에서 몸을 지탱하기가 어렵다면 의자에 앉은 자세에서 진행합니다.
- 강도를 높이고 싶다면 깍지 낀 팔을 머리 위로 뻗어 손바닥이 위를 바라보게 하면 등과 팔뚝을 더 강하게 자극할 수 있습니다.

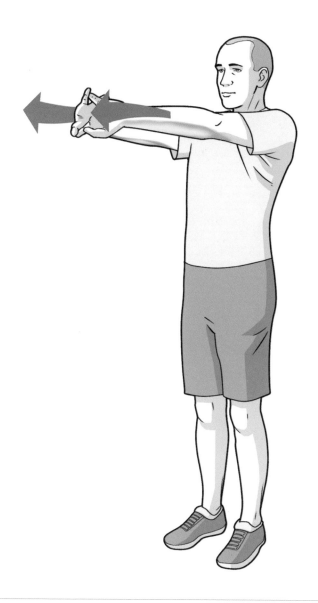

팔꿈치를 완전히 펴고 손바닥을 앞으로 더 밀어내는 데 집중하면 근육을 더욱 효과적으로 늘일 수 있습니다.

Chapter 6
등, 몸통

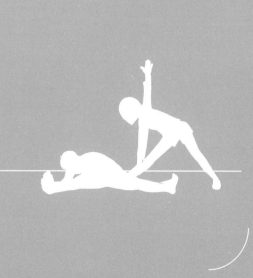

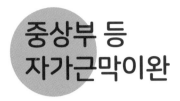

중상부 등
자가근막이완

상부 등흉추

준비·마무리 운동/소도구(폼롤러)

이 스트레칭은 테니스 라켓을 휘두르거나 삽으로 눈을 퍼내는 것처럼 몸을 회전시키는 동작을
할 때 주로 쓰는 핵심 관절인 흉추의 가동성을 높여줍니다.

기본 자세

1 엉덩이와 발바닥을 바닥에 대고 앉아 무릎을 구부립니다. 폼롤러 위
   에 누워 견갑골 부근이 닿게 합니다.

2 양팔은 가슴 위에 교차시키고 폼롤러를 뒤로 굴려 중앙부 등에 압력
   을 가합니다.

3 상부·중앙부 등을 골고루 자극할 수 있도록 폼롤러를 앞뒤로 굴리면
   서 불편함이 느껴지는 부위에 가벼운 압력을 가합니다.

변형 자세

- 자극이 강하다면 폼롤러를 해당 부위에 직접 대지 않고 부근에 댄 상태에서 압력을
  가하고 1분간 유지합니다.
- 뭉친 근육을 더 효과적으로 풀고 싶다면 폼롤러를 해당 부위에 직접 댄 상태에서
  압력을 가하고 30초간 유지합니다.

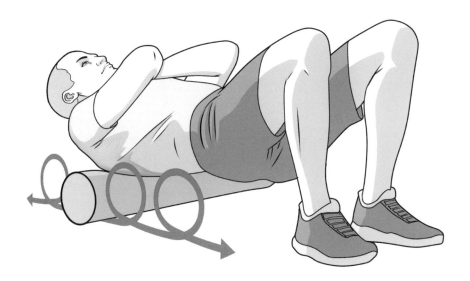

척추를 폼롤러에 대고 상부 등을 살짝 말아 가벼운 복근 운동을 한다는 느낌으로 상체를 앞뒤로 굴립니다. 이 동작은 높은 곳에 팔을 뻗을 때 무리가 가지 않도록 어깨 관절의 가동 범위를 넓혀줍니다.

낮은 코브라
변형 자세

몸통복근군

요가 자세를 변형한 이 스트레칭은 한 자리에 장시간 앉아 있을 때 굽기 쉬운 등을 바르게 교정하고 복부 근육을 늘여 요통을 완화시킵니다. 복부 근육이 경직돼 있으면 숨쉬기가 어려워지는 만큼 이 스트레칭을 하면 한결 편안하게 호흡할 수 있습니다.

기본 자세

1 배를 바닥에 대고 엎드린 자세에서 팔꿈치를 구부리고 양 손바닥으로 어깨 아래 바닥을 짚습니다. 양다리는 골반 너비로 벌려 뒤로 쭉 뻗고 발등은 편안하게 바닥에 댑니다.

2 마시는 숨에 손바닥과 발등으로 바닥을 밀어내며 고개를 들고 가슴을 살짝 밀어내듯 상체를 들어올립니다. 엉덩이를 조이고 양팔은 벌어지지 않게 몸통에 가까이 댄 상태에서 팔꿈치를 살짝 펍니다. 이 자세를 유지하세요.

3 내쉬는 숨에 상체를 바닥에 내리며 시작 자세로 돌아옵니다.

변형 자세

- 이 동작이 어렵다면 등을 바닥에 대고 수건을 말아 허리에 받친 상태에서 시작합니다. 수건이 지지대 역할을 해 척추에 부하가 집중되지 않도록 해줍니다.
- 강도를 높이고 싶다면 가슴, 배, 허벅지를 바닥에서 살짝 떨어뜨릴 만큼 들어올리고 발등과 손바닥만 바닥에 닿게 합니다.

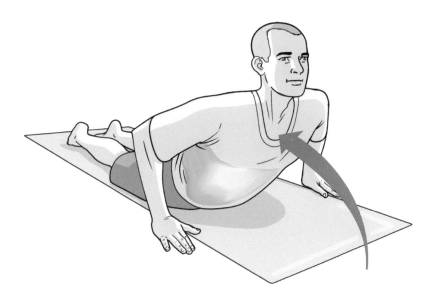

부상을 방지하려면 가슴을 약간 앞쪽으로 미끄러뜨리듯 바닥을 밀어내며 상체를 들어올리세요. 상체를 뒤로 살짝 젖혀 척추를 곡선으로 만들 때는 엉덩이 근육을 써야 허리에 무리가 가지 않습니다.

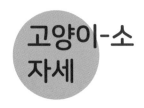

고양이-소 자세

목, 등흉추
몸통복근군

준비 운동/동적 스트레칭

이 스트레칭은 상부 등 근육을 이완하는 데 효과적이며 수영, 자전거 타기, 댄스 등 다양한 취미 활동을 위한 준비 운동으로도 좋습니다.

기본 자세

1 양손과 양 무릎을 바닥에 댄 상태에서 팔목과 어깨, 엉덩이와 무릎이 각각 수직을 이루도록 몸을 정렬합니다. 척추는 곧게 펴고 발끝을 세워 바닥에 댑니다.

2 마시는 숨에 허리가 움푹 들어가도록 곡선을 그리면서 고개를 들어 턱과 꼬리뼈가 천장을 향하게 합니다.

3 내쉬는 숨에 척추를 둥글게 말면서 턱을 가슴 쪽으로 당기고 발등은 바닥에 댑니다.

4 이 동작을 반복하세요.

변형 자세

- 이 동작이 어렵다면 의자나 바닥에 앉은 상태에서 손바닥은 허벅지에 올리고 등을 둥글게 말면서 곡선을 만듭니다.
- 강도를 높이고 싶다면 내쉬는 숨에 척추를 둥글게 말면서 엉덩이를 발뒤꿈치 위에 내려놓고 마시는 숨에 상체를 앞으로 이동시켜 허리가 움푹 들어가도록 곡선을 그리는 순서로 바꿔보세요.

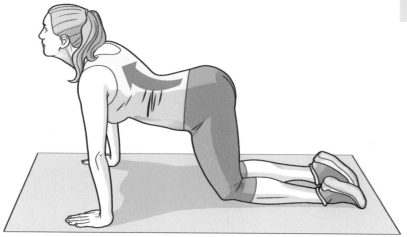

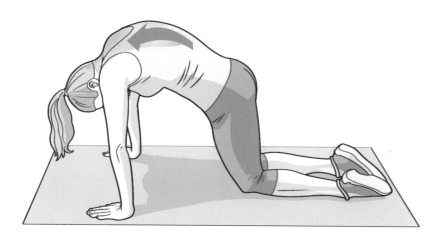

유지하는 자세가 아니라 몸을 끊임없이 움직이는 동작이므로 강도를 높이기보다 움직임 자체에 집중합니다.

누운 자세에서 척추 비틀기

등, 몸통
바깥쪽 엉덩이

마무리 운동/정적 스트레칭

이 스트레칭은 상체를 비틀어 등 근육을 늘임으로써 척추의 긴장을 이완시킵니다. 특히 스트레스와 불안감을 가라앉히는 효과가 있어 취침 전에 하면 좋습니다.

기본 자세

1. 등을 바닥에 대고 누운 자세에서 오른 무릎을 구부리고 발바닥을 바닥에 댑니다. 왼다리는 앞으로 편하게 뻗어줍니다.

2. 마시는 숨에 왼손으로 오른 무릎을 잡고 허리를 비틀면서 왼쪽 바닥으로 천천히 당겨줍니다.

3. 내쉬는 숨에 오른팔을 옆으로 뻗고 손등을 바닥에 댑니다. 가능하면 오른 무릎을 왼쪽 골반 옆 바닥으로 내려놓습니다.

4. 머리를 오른쪽으로 돌려 뺨을 바닥에 가깝게 한 상태에서 자세를 유지합니다.

5. 반대쪽도 반복하세요.

변형 자세

- 지지대가 필요하다면 무릎 밑에 요가 블록을 받칩니다.
- 강도를 높이고 싶다면 무릎을 잡아당기는 힘을 이용해 뻗은 반대쪽 팔의 어깨가 바닥에 닿을 만큼 가슴을 더 열어보세요.

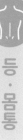

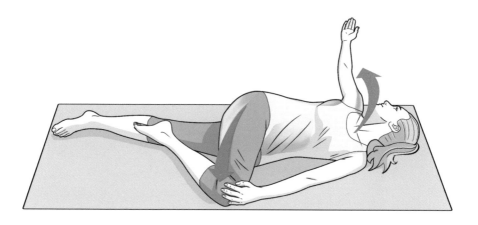

몸을 비틀어 회전할 때는 어깨가 바닥에서 떨어지지 않도록 밀착시키거나 가능한 한 바닥에
가깝도록 지그시 눌러줍니다.

한 팔 뻗어 옆구리 늘이기

몸통 복사근, 요방형근

이 스트레칭은 좌우로 몸을 비트는 회전 동작을 통해 척추의 가동 범위를 넓혀줍니다. 특히 잘못된 자세를 교정할 때 생기는 요통을 방지하는 데 좋습니다.

기본 자세

1 양다리를 골반 너비로 벌리고 선 자세에서 양팔은 골반 옆에 편안하게 둡니다.

2 마시는 숨에 오른팔을 천장 쪽으로 들어올리고 손바닥은 왼쪽을 향하게 합니다.

3 내쉬는 숨에 오른팔을 쭉 뻗어 몸을 천천히 왼쪽으로 기울이며 오른쪽 옆구리를 늘이세요. 이 자세를 유지합니다.

4 반대쪽도 반복하세요.

변형 자세

- 지지대가 필요하다면 의자 끝에 걸터앉아 발바닥을 바닥에 붙인 상태에서 시작합니다. 한 팔은 옆에 편안하게 떨어뜨리거나 허벅지 위에 놓습니다.
- 강도를 높이고 싶다면 양 손바닥을 붙여 팔을 머리 위로 들어올린 상태에서 진행합니다.

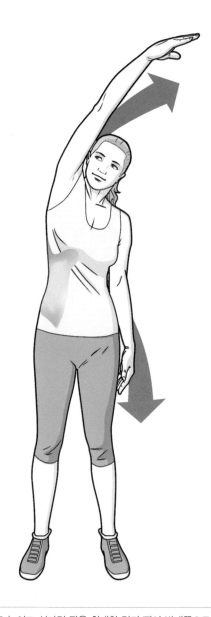

옆구리 근육을 효과적으로 늘이고 싶다면 팔을 최대한 멀리 뻗어 반대쪽으로 넘깁니다.

양손 교차시켜
어깨잡아당기기

어깨 후면부
등 광배근
상부 등 능형근, 승모근

마무리 운동/정적 스트레칭

이 스트레칭은 잘못된 자세로 인한 견갑골 부위 통증과 점액낭염, 오십견 등의 어깨 통증을 완화시킵니다. 어깨 관절의 가동 범위를 넓혀주므로 머리 위쪽으로 팔을 뻗는 동작을 할 때도 효과적입니다.

기본 자세

1 양다리를 골반 너비로 벌리고 서서 양팔을 활짝 펼칩니다.

2 가슴 위로 양팔을 가져와 교차시키고 팔꿈치를 포갠 다음 양손으로 어깨 부근을 잡습니다.

3 양손으로 가볍게 어깨를 잡아당깁니다. 이 자세를 유지하세요.

변형 자세

● 손이 어깨에 잘 닿지 않는다면 각각 반대쪽 팔의 윗부분을 잡고 아래팔이 평행이 되게 포갠 상태에서 양손으로 어깨를 가볍게 잡아당깁니다.

● 강도를 높이고 싶다면 문가에 서서 한 팔을 어깨 높이까지 가져와 엄지손가락이 아래를 향하게 손을 뒤집은 다음 문틀을 잡고 팔꿈치를 폅니다. 문틀을 단단히 잡은 상태에서 원하는 자극이 느껴질 때까지 상체를 반대쪽으로 비틀어 보세요.

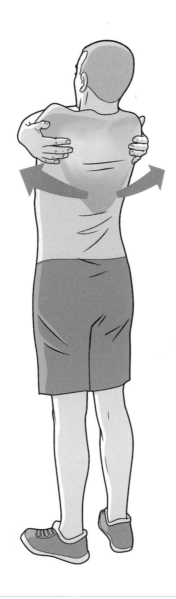

양팔을 바꾸어 스트레칭을 반복할 때는 어느 쪽이 더 불편한지 세심하게 살피세요.

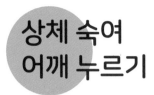

상체 숙여
어깨 누르기

등광배근

마무리 운동/정적 스트레칭/소도구(담요, 수건)

이 스트레칭은 광배근을 늘여 머리 위로 팔을 뻗는 동작을 한결 편하게 만들어주므로 수영 같은 취미 활동을 안전하게 즐길 수 있습니다. 광배근 스트레칭은 등 윗부분의 회선건판 근육 손상 등으로 인한 어깨 통증도 방지합니다.

기본 자세

1 두 무릎을 골반 너비로 벌리고 꿇어 앉은 상태에서 의자를 마주봅니다. 무릎으로 선 자세가 불편하다면 수건이나 담요를 접어 무릎 밑에 댑니다.

2 의자 위에 팔뚝을 대고 손바닥을 마주보게 한 다음 척추를 곧게 편 상태에서 고관절을 90도 각도로 구부리면서 상체를 앞으로 기울여 어깨를 늘입니다. 이 자세를 유지하세요.

변형 자세

- 이 동작이 어렵다면 의자보다 높은 작업대나 책상을 이용해 선 자세에서 진행합니다. 이때는 손바닥으로 표면을 짚어 몸을 지탱합니다.
- 강도를 높이고 싶다면 손바닥이 위로 오게 뒤집거나 양 손바닥을 붙이고 팔꿈치를 구부려 보세요.

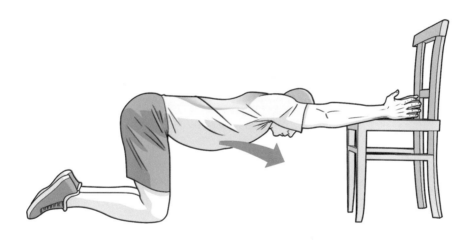

상체를 앞으로 숙일 때는 엉덩이와 무릎이 수직이 되도록 유지하고 팔꿈치가 의자 끝부분에 걸칠 수 있도록 팔을 뻗어줍니다.

누운 자세에서 팔다리 뻗기

몸통 복근군, 등 광배근,
종아리/발목 전경골근

마무리 운동/정적 스트레칭/소도구(수건)

이 전신 스트레칭은 복부 근육을 늘여 잘못된 자세로 인한 근육 경직과 요통을 완화시킵니다. 척추에 과도한 압력이 느껴진다면 수건을 말아 허리를 받칩니다. 양팔을 머리 위로 뻗어내는 동시에 발끝을 최대한 밀어내면 등과 정강이를 효과적으로 늘일 수 있습니다.

기본 자세

1 등을 대고 바닥에 누워 허리 아래 오목한 부위에 둥글게 만 수건을 넣어 받치고 두 다리는 쭉 폅니다.

2 마시는 숨에 양팔을 머리 위로 뻗고 손바닥이 천장을 향하게 합니다. 양팔과 양손은 최대한 바닥에 붙이고 발끝은 앞으로 쭉 뻗어줍니다. 엉덩이, 상부 등, 뒤통수가 바닥에서 떨어지지 않도록 유지하세요.

변형 자세

- 허리가 바닥에서 너무 뜬다면 무릎을 구부려 발바닥을 바닥에 대고 진행합니다.
- 강도를 높이고 싶다면 수건을 더 두껍게 말아 허리 아래에 집어넣고 복근을 더 강하게 늘여보세요.

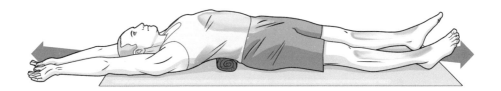

엉덩이 근육과 상부 등, 뒤통수는 바닥에 붙인 상태를 유지하고 허리에 무리가 가지 않도록 엉덩이를 살짝 조입니다.

네발 기기 자세에서 팔다리 뻗기

몸통

준비 운동/동적 스트레칭

이 스트레칭은 요추의 안전성을 높여주므로 요통 완화에 효과적이며, 균형 감각을 기르는 데도 좋습니다.

기본 자세

1. 양손과 무릎을 바닥에 댄 자세에서 어깨와 팔목, 골반과 무릎이 각각 수직을 이루게 합니다.

2. 왼 다리를 뒤로 뻗어 발끝을 밀어내며 골반 높이까지 천천히 들어올립니다.

3. 복근과 허리에 가볍게 힘을 주어 척추를 곧게 폅니다. 오른팔을 어깨 높이까지 들어올려 앞으로 뻗고 엄지가 천장을 향하게 손바닥을 돌리세요. 엉덩이와 어깨가 수평을 이룬 상태에서 7~8초간 유지합니다.

4. 시작 자세로 돌아가 반대쪽도 반복하세요.

변형 자세

- 이 동작이 어렵다면 두 단계로 나누어 진행합니다. 먼저 다리만 뒤로 쭉 뻗었다가 시작 자세로 돌아오고 이어서 두 무릎을 바닥에 댄 상태에서 반대쪽 팔을 앞으로 뻗어줍니다.

- 강도를 높이고 싶다면 한 다리와 한 팔을 동시에 올리고 내리는 동작을 3~4회 연속해서 반복합니다. 들어올린 팔다리를 내릴 때는 바닥에 닿지 않게 합니다.

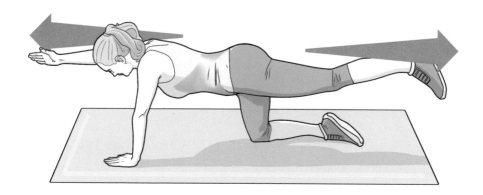

지구력을 기르려면 팔다리를 뻗어 오래 유지하기보다 반복 횟수를 늘려야 합니다. 회당 7~8
초간 유지하되 반대쪽으로 바꿀 때는 체중이 한쪽으로 쏠리지 않도록 주의하세요.

네발 기기 자세에서 한쪽 어깨 열기

상부 등흉추

준비 운동/동적 스트레칭

이 스트레칭은 상부 등의 가동 범위를 넓혀 안전벨트를 매거나 골프에서 스윙 동작을 할 때 쓰는 어깨 관절의 움직임을 한결 편하게 해줍니다.

기본 자세

1 양손과 무릎을 바닥에 대고 기어가는 자세를 취합니다. 이때 양 무릎과 골반, 팔목과 어깨가 수직이 되게 합니다.

2 왼팔을 들어올리고 팔꿈치를 구부려 손끝을 왼쪽 귀 뒤에 댑니다.

3 상체를 왼쪽으로 비틀며 팔꿈치가 천장을 향하도록 끌어올립니다.

4 제자리로 돌아오면서 왼쪽 팔꿈치를 오른쪽 팔꿈치 가까이 가져갑니다. 여러 번 반복하세요.

5 반대쪽도 반복합니다.

변형 자세

- 네발 기기 자세에서 팔목과 무릎에 통증이 느껴진다면 앉은 자세로 바꿔 양손을 귀 뒤로 가져가 팔꿈치를 바깥쪽으로 활짝 펼쳐준 상태에서 진행합니다.
- 강도를 높이고 싶다면 상체를 세워 양 무릎만 바닥에 대고 양손을 귀 뒤에 가져가 팔꿈치를 바깥쪽으로 활짝 펼치는 동작으로 변형해 관절가동범위를 좀 더 넓혀보세요. 이때는 상체를 비틀며 한쪽 팔꿈치를 바닥 쪽으로 밀어내고 팔꿈치를 밀어낼 때마다 몸통도 조금씩 더 비틀어줍니다.

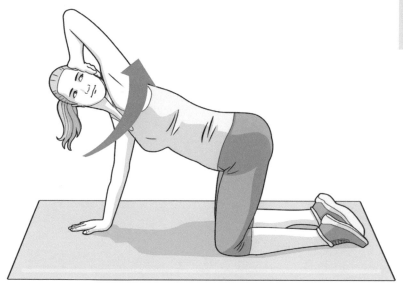

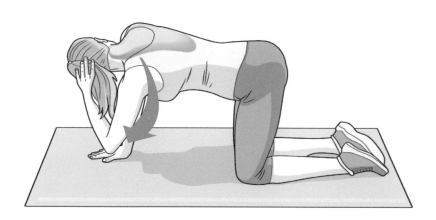

척추에 무리가 간다면 머리와 목, 몸통 전체를 동시에 비틀면서 상체를 회전시키세요. 몸을 회전시킬 때는 상부 등 근육을 써야 합니다.

Chapter 7
고관절, 둔근

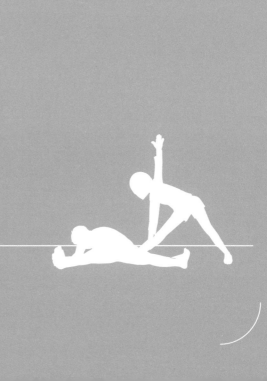

앉은 자세에서 상체 비틀기

바깥쪽 엉덩이, 둔근,
몸통척추기립근

마무리 운동/정적 스트레칭

이 스트레칭은 좌골신경통 등의 골반 통증이나 요통을 완화시키며 경직된 척추 근육을 풀어줍니다.

기본 자세

1 앉은 자세에서 두 다리를 앞으로 뻗습니다. 오른 무릎을 구부리고 오른발을 왼쪽 허벅지 바깥쪽으로 가져가 발바닥을 바닥에 붙입니다.

2 오른손은 오른쪽 엉덩이 뒤에 놓고 손가락은 뒤쪽을 향하게 합니다. 마시는 숨에 척추를 곧게 펴고 왼팔을 들어올립니다.

3 내쉬는 숨에 상체를 오른쪽으로 천천히 회전시켜 왼팔로 오른 무릎을 감싸거나 오른 무릎 바깥쪽에 왼쪽 팔꿈치를 걸어줍니다. 가능하면 오른 어깨 너머를 멀리 바라보세요. 이 자세를 유지합니다.

4 반대쪽도 반복하세요.

변형 자세

- 접은 담요나 수건, 요가 블록을 엉덩이 밑에 받쳐두면 몸을 더 쉽게 지지할 수 있습니다.
- 강도를 높이고 싶다면 뻗은 다리의 무릎을 구부린 다음 발뒤꿈치를 반대쪽 엉덩이 가까이 가져와 다리를 바닥에 밀착시킵니다.

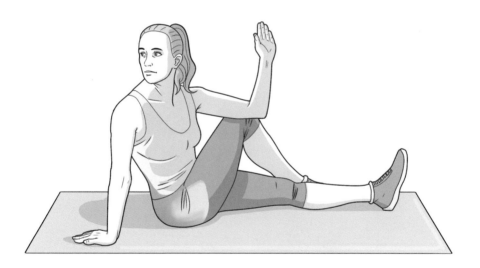

척추를 곧게 뻗은 상태를 유지하며 몸통을 비트는 방향으로 머리를 돌립니다.

발바닥 붙여 상체 숙이기

안쪽 허벅지 고관절 내전근,
등 척추기립근

마무리 운동/정적 스트레칭

이 스트레칭은 긴장된 허벅지 안쪽 근육과 뭉친 엉덩이 근육을 이완시켜 골반을 유연하게 만들어줍니다.

기본 자세

1 앉은 자세에서 구부린 양 무릎을 바깥쪽으로 펼쳐 발바닥을 서로 붙이고 마름모 모양을 만듭니다.

2 양손으로 발등 또는 발목을 잡고 발날은 바닥에 댑니다. 마시는 숨에 척추를 곧게 폅니다.

3 내쉬는 숨에 상체를 앞으로 기울입니다. 가능하면 가슴은 뒤꿈치에 닿을 만큼 가까이 가져가고 팔꿈치를 허벅지에 댄 상태에서 가벼운 압력을 가합니다. 3~5회 호흡하며 이 자세를 유지하세요.

변형 자세

● 양 무릎 밑에 접은 수건이나 요가 블록을 받쳐두면 몸을 더 쉽게 지지할 수 있습니다.
● 강도를 높이고 싶다면 발뒤꿈치를 회음부 가까이 더 끌어당겨 보세요.

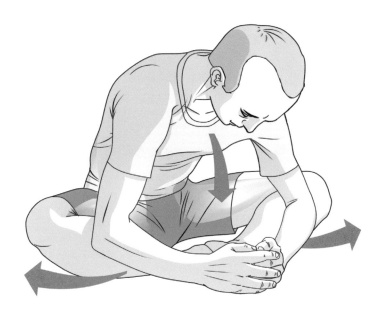

상체를 앞으로 숙이는 동작은 안쪽 허벅지 근육과 허리 근육을 늘이는 데 효과적입니다.

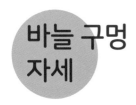

바늘 구멍 자세

바깥쪽 엉덩이, 둔근

마무리 운동/정적 스트레칭

이 스트레칭은 바깥쪽 엉덩이 근육을 풀어주므로 조깅, 하이킹, 자전거 타기 등의 활동을 더 편하게 즐길 수 있습니다.

기본 자세

1. 등을 바닥에 대고 누운 상태에서 양 무릎을 구부리고 발바닥은 바닥에 붙입니다. 왼 다리를 들어올려 발목 바깥쪽이 오른쪽 무릎 위에 놓이게 합니다. 왼 무릎은 안쪽으로 말리지 않게 바깥쪽으로 밀어냅니다.

2. 머리, 목, 어깨를 바닥에 붙인 상태에서 오른발을 들어올립니다.

3. 양손을 뻗어 오른다리 허벅지 뒤쪽을 감싸고 깍지를 낍니다. 오른 무릎을 가슴 쪽으로 천천히 잡아당기고 자세를 유지합니다.

4. 천천히 깍지를 풀고 양다리를 내려놓으며 시작 자세로 돌아옵니다.

5. 반대쪽도 반복하세요.

변형 자세

- 이 동작이 어렵다면 양팔을 골반 옆에 편안히 내려놓고 한쪽 발바닥을 바닥에 붙인 상태에서 진행합니다.
- 강도를 높이고 싶다면 무릎을 가슴 쪽으로 가까이 잡아당길 때 팔꿈치를 반대쪽 무릎에 대고 바깥쪽으로 더 밀어내 보세요.

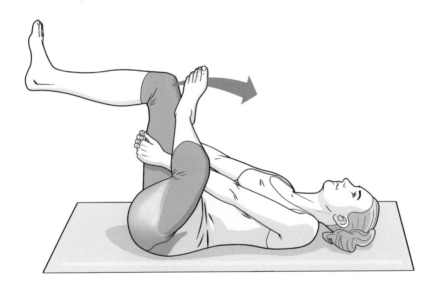

양발의 발가락은 정강이 쪽으로 끌어당겨야 무릎 관절의 가동 범위가 유지돼 무릎의 안전성을
높일 수 있습니다.

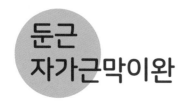

둔근
자가근막이완

바깥쪽 엉덩이, 둔근

준비 운동 · 마무리 운동/소도구(폼롤러)

이 스트레칭은 긴장된 근막과 근막이 감싸고 있는 엉덩이 근육을 풀어줍니다. 골프나 테니스
처럼 한쪽 방향으로만 반복적으로 움직이는 활동을 즐긴다면 이 스트레칭으로 근육 불균형을
예방하세요.

기본 자세

1 폼롤러를 엉덩이 밑에 대고 앉아 왼 무릎을 구부리고 발바닥을 바닥
   에 붙입니다. 오른손은 폼롤러 뒤 바닥에 대고 손가락은 비스듬하게
   바깥쪽으로 향하게 합니다.

2 오른 다리를 쭉 펴고 몸을 틀어 체중을 오른쪽으로 살짝 실어줍니다.

3 폼롤러를 앞뒤로 굴려 근육이 뭉친 부위에 가벼운 압력을 가합니다.

4 반대쪽도 반복하세요.

변형 자세

- 자극이 너무 강하다면 폼롤러를 근육이 뭉친 부위에 직접 대지 않고 부근에 압력을
  가한 상태에서 1분간 자세를 유지합니다.
- 강도를 높이고 싶다면 폼롤러를 해당 부위에 직접 대고 압력을 가한 상태에서 30초
  간 자세를 유지합니다.

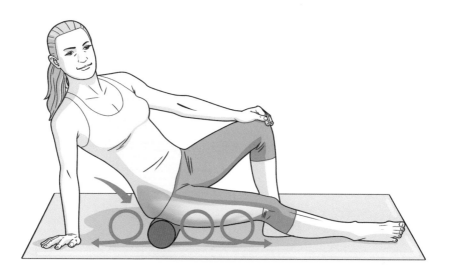

운동에 몸이 적응하는 정도에 따라 힘을 조절하며 강도를 바꿔보세요. 코로 숨을 천천히 깊게
마시고 내쉬면 더 편안하게 근육을 이완시킬 수 있습니다.

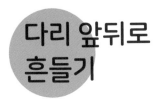

다리 앞뒤로 흔들기

바깥쪽 엉덩이 대퇴근막장근, 둔근
허벅지 대퇴사두근, 햄스트링, 고관절 굴곡근

준비 운동/동적 스트레칭/지지대(벽, 의자)

이 스트레칭은 조깅, 하이킹, 자전거 타기 등의 고강도 운동이나 일상생활 전반에 유용한 준비 운동입니다.

기본 자세

1 양다리를 살짝 벌리고 선 상태에서 양손은 골반에 둡니다.

2 체중을 오른발에 싣고 왼 발꿈치를 들어올리면서 무릎을 살짝 구부립니다.

3 왼 무릎을 살짝 구부린 상태에서 왼 다리를 앞뒤로 힘차게 흔들며 무릎이 자연스럽게 구부러지고 펴지는 움직임에 집중합니다. 척추는 곧게 편 상태를 유지합니다.

4 반대쪽도 반복하세요.

변형 자세

- 균형 잡기가 힘들다면 의자 등받이를 잡거나 벽에 손을 짚어 몸을 지지합니다.
- 강도를 높이고 싶다면 다리를 앞뒤로 흔들 때 고관절의 가동 범위를 더 넓혀봅니다. 이때 상체는 곧게 세워 척추를 꼿꼿하게 편 상태를 유지합니다.

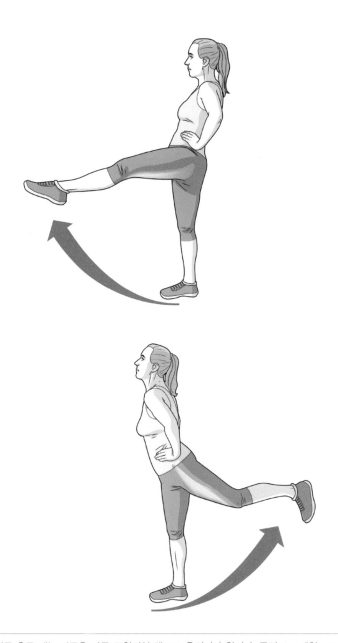

다리를 흔들 때는 리듬을 타듯 규칙적인 템포로 움직여야 합니다. 동적 스트레칭으로 준비 운동을 할 경우 이처럼 앞뒤로 흔드는 동작부터 시작한 다음 좌우 이동 또는 비트는 회전 동작 순으로 이어갑니다.

발목 돌려 숫자 8 그리기

바깥쪽 엉덩이,
안쪽 허벅지, 발목

준비 운동/동적 스트레칭/지지대(문틀, 벽, 의자)

이 스트레칭은 고관절의 깊숙한 근육을 풀어주므로 테니스, 댄스처럼 속도와 방향을 재빨리 바꾸는 운동에 앞서 몸을 풀 때 좋은 준비 운동입니다. 고관절을 회전시킬 때 느끼기 쉬운 관절염 통증에도 효과적입니다.

기본 자세

1 문을 마주보고 선 상태에서 양팔을 뻗어 문틀을 짚습니다.

2 체중을 왼발에 싣고 오른쪽 발끝은 바닥에 댄 상태에서 뒤꿈치를 들어올리고 무릎을 살짝 구부립니다.

3 오른 무릎을 좌우로 움직이며 다리를 끌듯 발가락으로 바닥에 숫자 8을 그립니다. 여러 번 반복하세요.

4 반대쪽도 반복하세요.

변형 자세

- 몸을 지탱하기가 힘들다면 바닥에 누운 자세에서 발을 들어올려 공중에서 숫자 8을 그립니다.
- 강도를 높이고 싶다면 지지대 없이 양손을 골반에 올린 상태에서 이 동작을 시도해 보세요.

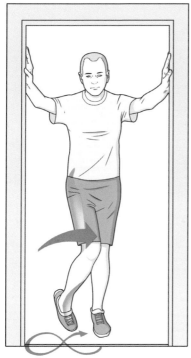

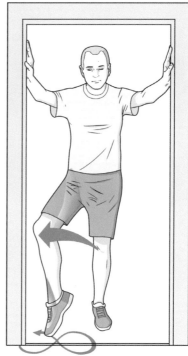

부상을 방지하려면 무릎 관절이 편안하게 느껴지는 가동 범위에서 시작해 차차 동작이 익숙해지면 원을 점차 크게 그려나갑니다. 동작이 끊어지지 않도록 매끄럽게 이어가세요.

좌우로 다리 내딛고 팔 뻗기

안쪽 허벅지, 바깥쪽 엉덩이, 어깨_{전면부/후면부}, 몸통

안쪽 허벅지, 바깥쪽 엉덩이,
어깨전면부/후면부, **몸통**

준비 운동/동적 스트레칭

이 스트레칭은 고관절의 유연성을 높이고 무릎을 안정화하는 데 효과적입니다. 좌우로 움직이는 동작은 고관절의 가동 범위를 넓히고 팔을 뻗어주는 동작은 어깨 관절의 가동 범위를 넓혀 회선건판 부상을 예방할 수 있습니다.

기본 자세

1 양발을 모으고 섭니다. 오른팔을 45도 각도로 들어올리고 살짝 쥔 주먹을 천장 쪽으로 멀리 뻗어줍니다.

2 오른발을 30~60cm 옆으로 내딛고 골반을 뒤로 밀면서 오른 무릎을 구부립니다. 이때 오른팔은 팔꿈치를 구부려 아래팔이 수평이 되게 합니다.

3 오른발로 가볍게 바닥을 밀어내면서 시작 자세로 돌아와 양발을 모으고 서서 오른팔을 다시 들어올립니다. 여러 번 반복하세요.

4 반대쪽도 반복하세요.

변형 자세

- 이 동작이 어렵다면 두 단계로 나누어 진행합니다. 먼저 양손을 골반에 놓고 좌우로 발을 내딛은 다음 선 자세로 돌아와 골반을 회전시킵니다.
- 근육과 신경을 골고루 자극하고 싶다면 양팔을 뻗어 V자를 만든 자세에서 시작합니다. 좌우로 발을 내딛을 때마다 한 팔은 올린 상태에서 다른 한 팔만 앞쪽으로 가져옵니다.

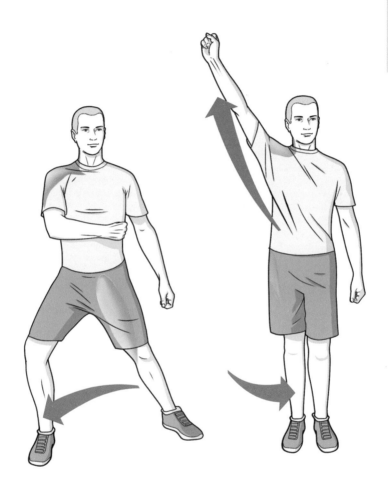

발을 내딛을 때는 다리를 너무 넓게 벌리지 않아야 하며 무릎과 엉덩이 근육 부상을 방지하려면 무릎을 구부린 발의 두 번째 발가락과 무릎이 수직을 이루어야 합니다.

Chapter 8
무릎, 허벅지

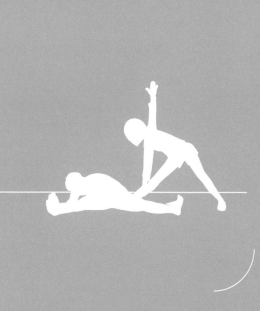

누운 자세에서
허벅지 뒤쪽 늘이기

허벅지 햄스트링
종아리/발목 비복근, 가자미근

마무리 운동/정적 스트레칭/소도구(스트랩)

이 스트레칭은 조깅이나 하이킹을 한 후에 뭉치기 쉬운 햄스트링을 풀어주므로 요통을 예방하는 데 효과적입니다.

기본 자세

1. 바닥에 등을 대고 누워 무릎을 구부린 상태에서 발바닥은 바닥에 붙입니다. 오른 무릎을 가슴 쪽으로 가져와 발바닥에 스트랩을 감으세요. 스트랩 양끝을 잡고 손바닥이 서로 마주볼 수 있게 합니다.

2. 왼 다리는 앞으로 뻗어 바닥에 붙이고 오른 다리는 뒤꿈치를 천장 쪽으로 밀면서 가능하면 수직으로 뻗어줍니다.

3. 뒤통수와 어깨는 바닥에 붙인 상태를 유지합니다. 위로 뻗은 발의 발가락은 정강이 쪽으로 잡아당기고 스트랩을 이용해 팔꿈치를 천천히 구부리면서 오른발에 가벼운 압력을 가하세요. 이 자세를 유지합니다.

4. 반대쪽도 반복하세요.

변형 자세

- 몸을 지탱하기가 어렵다면 스트랩 없이 문간에 누워 이 동작을 진행합니다. 한 다리는 위로 뻗어 문틀에 대고 한 다리는 문지방 너머로 뻗어줍니다. 문틀에 엉덩이를 더 가까이 가져가거나 좀 더 떨어뜨려 스트레칭 강도를 조절합니다.
- 강도를 높이고 싶다면 PNF 스트레칭을 해보세요. 스트랩을 감은 발을 밀어내는 동시에 스트랩을 잡아당기면서 다리가 내려가지 않게 저항을 가해 햄스트링을 수축시킨 상태에서 3~6초간 유지한 후 스트랩을 천천히 잡아당겨 무릎을 몸 쪽으로 가까이 가져와 15~30초간 유지합니다.

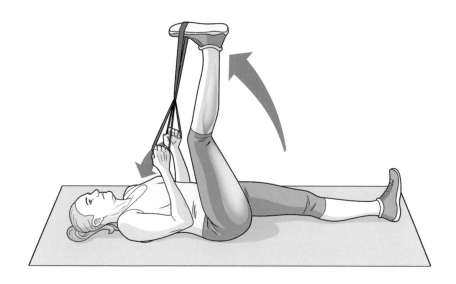

발가락을 정강이 쪽으로 끌어당기면 종아리 근육을 더 효과적으로 늘일 수 있습니다.

선 자세에서 허벅지 앞쪽 늘이기

허벅지대퇴사두근
고관절 내전근

마무리 운동/정적 스트레칭/소도구(수건, 스트랩)/지지대(벽, 의자)

이 스트레칭은 걷기, 계단 오르기, 서 있기 등 일상생활을 할 때 주로 쓰는 근육인 허벅지 앞쪽 근육을 풀어줍니다.

기본 자세

1 의자 등받이나 벽을 측면에 두고 양다리를 골반 너비로 벌리고 섭니다. 오른손으로 의자 등받이를 잡거나 벽을 짚어 몸을 지지합니다.

2 체중을 오른쪽 다리에 싣고 왼 무릎을 구부려 뒤꿈치를 엉덩이에 가까이 끌어당깁니다. 왼손으로 왼 다리 발등이나 발목을 잡으세요.

3 왼 무릎은 오른 무릎과 수평을 이루게 하고 두 무릎은 벌어지지 않도록 모아줍니다. 골반을 살짝 앞으로 기울여 자세를 유지하세요.

4 반대쪽도 반복하세요.

변형 자세

- 몸을 지탱하기가 어렵다면 몸의 측면을 바닥에 대고 누워 아래쪽 다리는 뻗고 위쪽 다리의 무릎을 뒤쪽으로 구부려 허벅지 앞쪽을 늘여보세요. 이 자세가 어렵다면 수건이나 스트랩으로 발등을 감아 엉덩에 가까워지도록 위쪽 다리의 뒤꿈치를 끌어당깁니다.
- 벽에 손을 짚지 않고 손을 골반에 올린 상태에서 이 동작을 하면 균형 감각을 기를 수 있습니다.

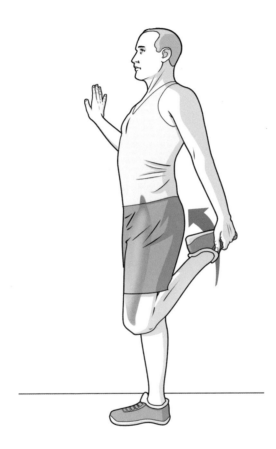

들어올린 다리의 무릎이 바닥을 향하도록 허벅지가 수직 상태가 되어야 두 무릎이 수평을 이룰 수 있습니다.

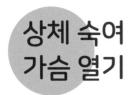

상체 숙여 가슴 열기

허벅지햄스트링,
안쪽 허벅지고관절 내전근,
몸통척추기립근, 가슴, 어깨 전면부

마무리 운동/정적 스트레칭/소도구(스트랩)

이 스트레칭은 걷기, 하이킹, 조깅, 자전거 타기 등의 취미 활동 후 뭉치기 쉬운 상하체의 주요 근육군과 햄스트링을 풀어줍니다. 장시간 키보드를 치거나 운전을 하고 난 후 쉽게 경직되는 가슴 및 어깨 근육을 풀어주는 데도 효과적입니다.

기본 자세

1. 양발을 60~120cm 정도 벌리고 선 자세에서 발날이 평행을 이루게 합니다. 무릎을 살짝 구부려 등 뒤에서 양손으로 스트랩 양끝을 잡고 손바닥이 뒤쪽을 향하게 합니다.

2. 마시는 숨에 척추를 곧게 펴고 가슴을 연 상태에서 어깨를 아래로 떨어뜨립니다.

3. 내쉬는 숨에 상체를 앞으로 숙이며 고관절을 앞으로 회전시켜 가능하면 몸통은 허벅지 가까이 오게 하고 정수리는 바닥을 향하게 합니다. 스트랩을 잡은 양팔은 위로 뻗어줍니다. 이 자세를 유지하세요.

변형 자세

- 이 동작이 어렵다면 스트랩 대신 의자를 이용합니다. 의자의 좌판을 마주본 상태에서 서서히 상체를 숙여 팔꿈치와 아래팔을 좌판에 대면 몸을 더 쉽게 지지할 수 있습니다. 편안하게 느껴지는 관절가동범위까지 햄스트링과 등 근육을 늘이세요.
- 강도를 높이고 싶다면 스트랩 없이 양손으로 깍지를 낀 상태에서 상체를 숙이고 양팔은 천장을 향하게 합니다.

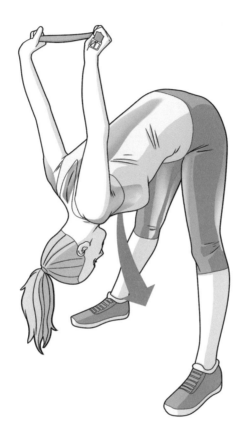

중력에 몸을 맡기듯 정수리가 바닥 쪽으로 향하게 상체를 앞으로 깊이 숙여야 등 근육이 긴장하지 않습니다.

무릎 구부려 허벅지 앞쪽 늘이기

허벅지 대퇴사두근
고관절 고관절 굴곡근

마무리 운동/정적 스트레칭 소도구(수건, 배게)

이 스트레칭은 강한 만큼 뭉치기도 쉬운 허벅지 앞쪽 근육과 엉덩이 근육을 풀어주는 데 효과적입니다. 장시간 앉아서 일하거나 걷기, 자전거 타기 등의 활동을 즐긴다면 이 스트레칭으로 유연성을 키워보세요.

기본 자세

1 수건이나 얇은 베개를 무릎 밑에 받치고 발가락은 오므린 상태에서 발바닥을 벽에 댑니다. 왼발을 앞으로 내딛고 무릎을 90도로 구부립니다. 내딛은 발의 두 번째 발가락과 무릎이 수직을 이루게 합니다.

2 오른 무릎을 뒤로 천천히 미끄러뜨리며 발등을 벽에 붙이고 발가락이 천장을 향하게 한 상태에서 오른쪽 허벅지 앞쪽과 엉덩이 근육을 늘여줍니다. 양손은 허벅지 위에 편안하게 올려두세요.

3 반대쪽도 반복하세요.

변형 자세

- 스트랩으로 오른 허벅지와 정강이를 감아 발뒤꿈치가 엉덩이 가까이 올 수 있도록 스트랩을 끌어당겨 봅니다.
- 골반을 앞으로 기울이면서 가슴을 약간 들어올리면 고관절과 허벅지 앞쪽 근육을 더 강하게 늘일 수 있습니다.

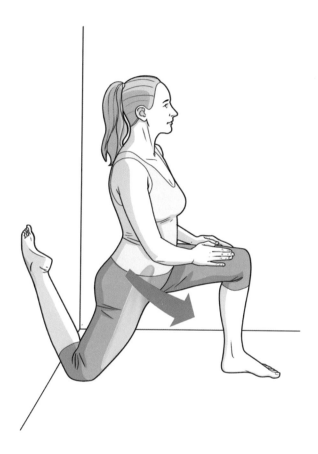

앞으로 내딛은 다리의 무릎 근육 부상을 방지하려면 내딛은 발의 엄지발가락이 보이는 상태에서 두 번째 발가락과 무릎이 수직을 이루도록 해야 합니다. 벽에 댄 뒷발의 발가락은 안쪽으로 오므린 상태를 유지하는 것이 좋습니다.

Chapter 9
종아리, 발목, 발

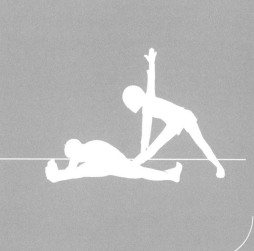

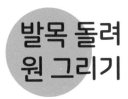

발목 돌려 원 그리기

종아리/ 발목

준비 운동/동적 스트레칭

이 스트레칭은 발목 관절의 유연성을 길러주는 관절가동범위 운동으로, 걷기, 뛰기, 하이킹 등의 활동을 좀 더 편안하게 즐기게 해줍니다. 발목 관절의 가동 범위가 늘어나 자유롭게 회전시킬 수 있으면 무릎 통증도 완화됩니다.

기본 자세

1 의자 끝에 걸터앉은 상태에서 발바닥은 바닥에 붙이고 양손은 허벅지 위에 편하게 둡니다.

2 오른발을 들어올려 살짝 뻗어줍니다.

3 들어올린 다리가 움직이지 않도록 고정시킨 상태에서 발목을 시계방향으로 돌립니다. 제자리에 돌아오면 반대 방향으로 돌립니다.

4 반대쪽도 반복하세요.

변형 자세

- 다리를 들어올리기 힘들다면 양손으로 허벅지 뒤쪽을 받쳐 지지합니다.
- 균형 감각을 기르고 싶다면 선 자세에서 양손을 엉덩이에 두고 동작을 진행합니다.

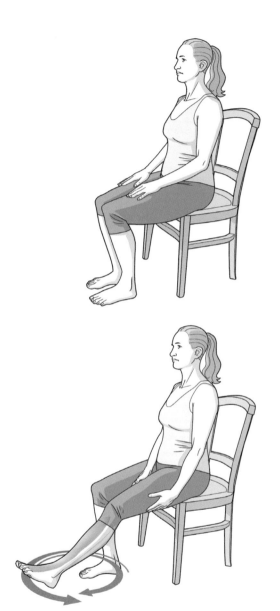

발목을 돌려 원을 그릴 때는 순서에 맞게 관절을 세심하게 움직어야 합니다. 우선 엄지발가락을 바닥으로 향하게 한 후(새끼발가락이 위를 향한 상태) 발목을 안쪽 방향에서 바깥 방향으로 돌려 제자리로 돌아오면(엄지발가락이 위를 향한 상태) 발가락을 위쪽으로 힘껏 뻗었다가 정강이 쪽으로 잡아당깁니다.

벽에 양손 대고 종아리 늘이기

종아리/발목 비복근, 가자미근

마무리 운동/정적 스트레칭

이 스트레칭은 하이힐을 신고 걷거나 계단을 오르내릴 때 뭉치기 쉬운 종아리 근육을 풀어주며 발목과 무릎의 통증도 완화시킵니다.

기본 자세

1   벽을 마주보고 양다리를 어깨 너비로 벌리고 섭니다. 두 다리를 앞뒤로 떨어뜨려 벽에 양손을 대고 몸을 지지합니다. 왼발은 벽에서 30~60cm, 오른발은 벽에서 60~90cm 떨어뜨린 거리가 적당합니다.

2   발뒤꿈치를 바닥에 꾹 눌러준 상태에서 왼 무릎을 약간 구부리며 가슴을 벽 쪽으로 가까이 가져가 오른쪽 종아리를 늘입니다. 가능하면 팔꿈치를 구부려 손바닥과 아래팔을 벽에 대고 양팔을 평행하게 유지합니다. 이 자세를 얼마간 유지하면 다리를 바꾸어 반대쪽도 반복합니다.

3   여러 번 반복하세요.

변형 자세

- 이 동작이 어렵다면 상체를 약간 앞으로 기울여 아래팔은 그대로 둔 채 손바닥만 벽에 붙입니다.
- 강도를 높이고 싶다면 오른발을 뒤로 내딛는 동작 대신 오른발 발가락을 위로 향하게 한 상태에서 벽에 붙입니다. 발뒤꿈치는 바닥에 단단히 고정시키고 발볼도 바닥에 닿게 합니다. 양손으로 벽을 밀어내며 가슴을 벽 쪽으로 더 가까이 가져가 오른다리의 종아리와 오른발, 발가락을 스트레칭합니다.

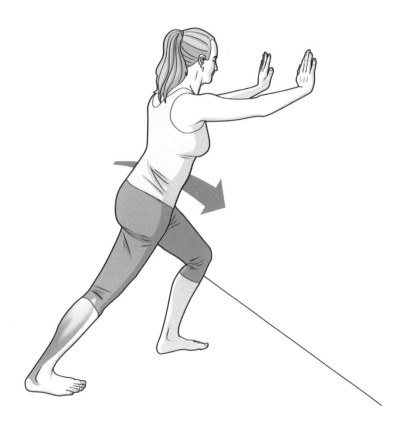

종아리 근육을 더 효과적으로 늘이고 싶다면 뒤꿈치를 바닥에 고정시킨 상태에서 앞으로 내딛은 다리의 무릎을 더 구부리고 상체를 벽 쪽으로 좀 더 밀어내세요.

벽에 한 손 대고 발등 누르기

종아리/발목전경골근

마무리 운동/정적 스트레칭/소도구(수건)/지지대(벽, 의자)

이 스트레칭은 체중을 이용해 정강이 근육 등 종아리 앞쪽 근육을 풀어주므로 걷기, 뛰기, 하이킹 등의 활동 후에 느끼기 쉬운 정강이 통증을 완화하는 데 효과적입니다. 지지대가 필요하다면 접은 수건을 받치거나 완충 매트에 누운 상태에서 합니다.

기본 자세

1 벽이나 의자를 측면에 둔 상태에서 양발은 모으고 왼손으로 벽을 짚어 몸을 지지합니다.

2 오른 무릎을 구부려 발을 뒤로 보내 발등은 바닥에, 발뒤꿈치는 위로 향하게 한 상태에서 발가락을 오므립니다.

3 오른 발등을 바닥에 댄 상태에서 무게 중심을 약간 앞쪽으로 이동시켜 정강이를 늘여줍니다. 이 자세를 3~5초간 유지합니다.

4 반대쪽도 반복하세요.

변형 자세

- 서서 몸을 지탱하기가 힘들다면 의자 끝에 걸터앉은 상태에서 한 발을 의자 밑에 넣어 발등을 바닥에 댑니다.
- 발뒤꿈치를 발 안쪽이나 발 바깥쪽으로 살짝 회전시키며 발목 관절을 다양한 각도로 움직여 다른 부위도 자극해 봅니다.

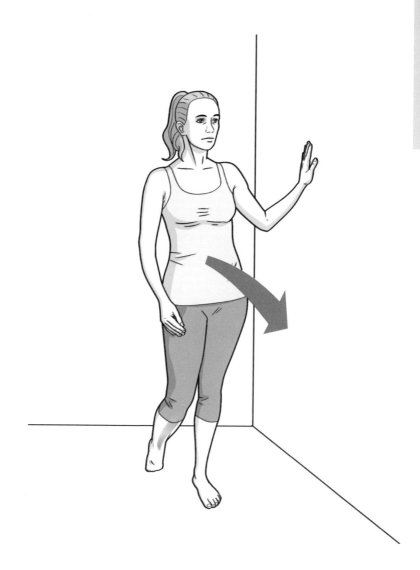

바닥에 붙인 발등과 반대 방향인 앞쪽으로 무게 중심을 이동시키면 강도를 더 높일 수 있습니다.

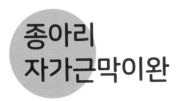

종아리
자가근막이완

종아리 비복근, 가자미근

준비·마무리 운동/소도구(폼롤러)

이 스트레칭은 근막과 종아리 근육을 풀어주고 발목 부상 위험을 최소화하면서 발목 관절의 가동 범위를 증진시킵니다. 양손을 엉덩이 뒤쪽 바닥에 두고 손가락이 뒤쪽을 향하게 하는 동작은 잘못된 자세로 인해 뭉치기 쉬운 가슴·어깨·팔 근육을 풀어줍니다.

기본 자세

1 앉은 자세에서 양 무릎을 구부리고 발바닥은 바닥에 댑니다. 양손은 몸 뒤쪽 바닥을 짚고 손가락이 뒤쪽을 향하게 합니다.

2 왼쪽 무릎은 구부린 상태를 유지하고 오른쪽 다리를 들어 폼롤러 위에 놓고 뻗어줍니다. 발가락은 위를 향하게 하고 폼롤러와 종아리가 닿게 합니다.

3 폼롤러를 앞뒤로 굴려 통증이 있는 부위에 가벼운 압력을 가합니다.

4 반대쪽도 반복하세요.

변형 자세

- 이 동작이 불편하다면 폼롤러를 통증이 느껴지는 부위에 직접 대지 않고 부근에 압력을 가한 상태에서 60초간 유지합니다. 팔목이 불편하다면 손가락이 약간 앞쪽을 향하도록 방향을 바꿔줍니다.
- 강도를 높이고 싶다면 한쪽 다리를 다른 쪽 다리 위에 올리고 폼롤러를 통증이 있는 부위에 직접 닿게 한 상태에서 압력을 가합니다. 이 자세를 30초간 유지하세요.

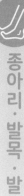
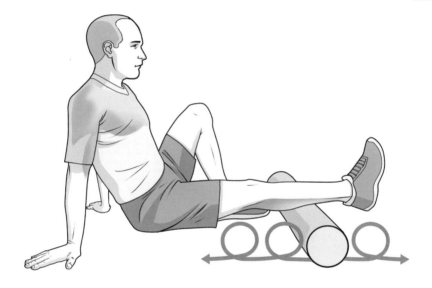

불편함이 느껴지면 다리를 지그시 눌러 압력을 약하게 조절합니다. 코로 숨을 천천히 깊게 마시고 내쉬면 자세가 한결 더 편안하게 느껴질 것입니다. 종아리 근육을 효과적으로 늘이고 싶다면 발가락을 몸 쪽으로 바짝 당긴 상태에서 다양한 각도로 폼롤러를 굴려보세요.

아래를 향한 개 자세

종아리/발목,
허벅지햄스트링, 등광배근

마무리 운동/정적 스트레칭

널리 알려진 요가 자세 중 하나인 이 스트레칭은 양손과 양팔의 근력을 강화시키고 햄스트링과 종아리 근육을 늘이는 데 효과적입니다.

기본 자세

1 양 손바닥과 양 무릎을 바닥에 댄 상태에서 무릎은 골반 너비로 벌리고 열 손가락은 활짝 펼쳐 어깨보다 살짝 앞쪽에 둡니다.

2 마시는 숨에 양손으로 바닥을 꾹 누르고 발끝을 세워 발가락만 바닥에 댑니다.

3 내쉬는 숨에 무릎을 서서히 펴고 엉덩이를 들어올려 꼬리뼈가 천장쪽으로 향하게 해 뒤집힌 V자를 만듭니다. 척추를 길게 늘인 상태를 유지하면서 발뒤꿈치를 바닥에 지그시 눌러줍니다. 이 자세를 유지하세요.

변형 자세

- 이 동작이 어렵다면 양손 밑에 요가 블록을 받치고 무릎을 살짝 구부린 상태에서 척추를 길게 늘입니다.
- 강도를 높이고 싶다면 발볼로 바닥을 디뎌 몸을 높이 들어올렸다가 발뒤꿈치를 천천히 내려 바닥을 꾹 눌러줍니다.

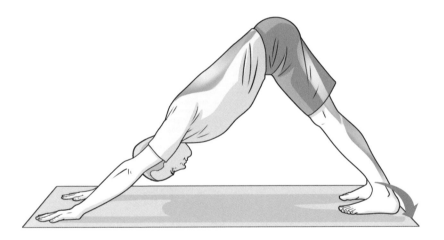

이 자세를 정확하게 하고 싶다면 팔꿈치 바로 위쪽에 스트랩을 감아 위팔이 움직이지 않도록 고정한 상태에서 머리와 목이 양팔의 가운데에 오도록 자세를 유지해야 합니다.

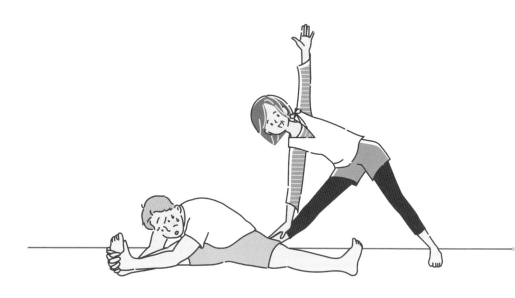

Part 3

하루 30분 스트레칭 프로그램

Chapter 10
일상활동별 스트레칭

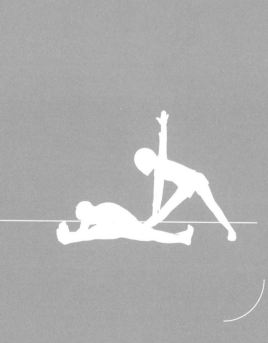

직장인을 위한 사무실 스트레칭

다음 스트레칭은 장시간 책상에 앉아서 키보드 작업을 한 후에 경직되기 쉬운 가슴·어깨·목·팔목·고관절을 이완시켜주는 동작으로 이루어져 있습니다.

1 고양이−소 자세 p.76
8회

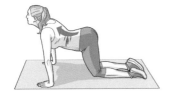

2 누운 자세에서 양팔로 W자 만들기 p.48
10회

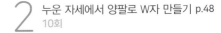

3 다리 앞뒤로 흔들기 p.102
한쪽 10회씩

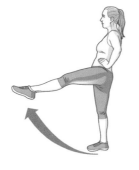

4 좌우로 다리 내딛고 팔 뻗기 p.106
한쪽 8회씩

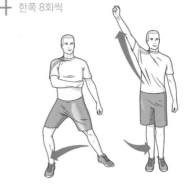

5 한 팔 뻗어 옆구리 늘이기 p.80
한쪽 30초씩

6 팔꿈치 열어 고개 숙이기 p.50
30초

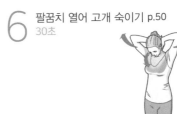

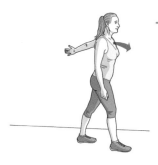

7 벽에 팔 대고 위팔 늘리기 p.62
한쪽 30초씩

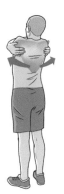

8 양손 교차시켜 어깨 잡아 당기기 p.82
30초

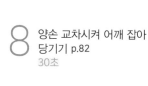

9 깍지 끼고 양팔 뻗기 p.68
30초

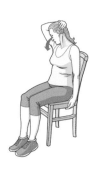

10 한 손으로 머리 잡고 당기기 p.52
한쪽 30초씩

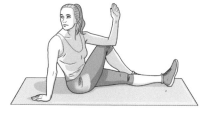

11 앉은 자세에서 상체 비틀기 p.94
한쪽 30초씩

1~2번 동작은 앉아서 하는 자세로 변형하면 사무실에서도 쉽게 할 수 있습니다.

장시간 이동할 때 좋은 스트레칭

다음 스트레칭은 장거리 통근을 하거나 장시간 이동 시 흔히 나타나는 통증을 완화시켜주는 동작으로 이루어져 있습니다.

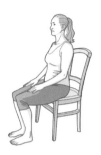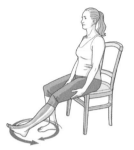

1 발목 돌려 원 그리기 p.120
한쪽 10회씩, 5회

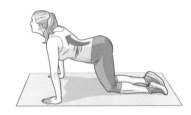

2 고양이–소 자세 p.76
8회

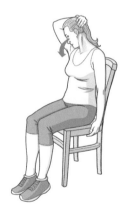

3 한 손으로 머리 잡고 당기기 p.52
한쪽 30초씩

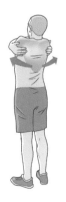

4 양손 교차시켜 어깨 잡아 당기기 p.82
30초

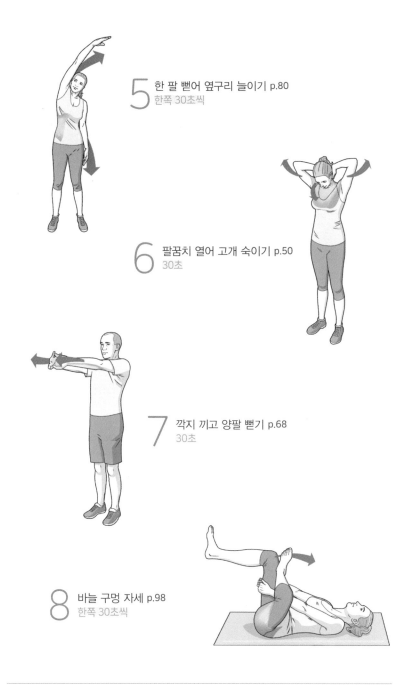

5 한 팔 뻗어 옆구리 늘이기 p.80
한쪽 30초씩

6 팔꿈치 열어 고개 숙이기 p.50
30초

7 깍지 끼고 양팔 뻗기 p.68
30초

8 바늘 구멍 자세 p.98
한쪽 30초씩

앉아서 하는 자세로 변형하면 비행기나 자동차 안에서도 쉽게 할 수 있습니다.

상쾌한 아침을 여는 스트레칭

다음 동적 스트레칭은 혈액 순환을 촉진시키고 간밤의 단잠을 상쾌하게 깨워주는 동작으로 이루어져 있어 활기찬 하루를 시작할 수 있습니다.

1 누운 자세에서 양팔로 W자 만들기 p.48
10회

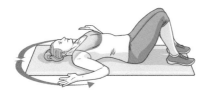

2 고양이-소 자세 p.76
8회

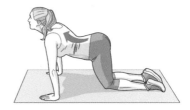

3 네발 기기 자세에서 팔다리 뻗기 p.88
한쪽 6회씩

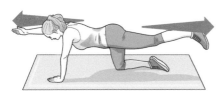

4 네발 기기 자세에서
한쪽 어깨 열기 p.90
한쪽 6회씩

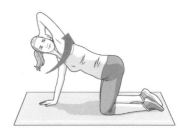

5 다리 앞뒤로 흔들기 p.102
한쪽 10회씩

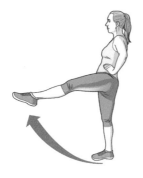

6 양팔 뻗어 골반 앞뒤로 흔들기 p.56
10회

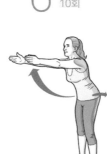
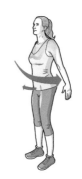

7 발목 돌려 숫자 8 그리기 p.104
한쪽 8회씩

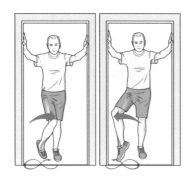

8 좌우로 다리 내딛고 팔 뻗기 p.106
한쪽 8회씩

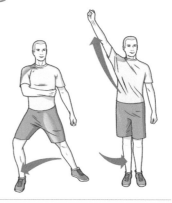

자고 일어난 직후에는 밤사이 쓰지 않은 근육과 관절이 뻣뻣하게 굳어 있는 상태이므로 그날의 컨디션에
따라 불편함이 느껴지지 않을 정도로만 몸을 움직이세요.

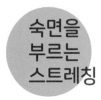

숙면을 부르는 스트레칭

다음 정적 스트레칭은 하루 일과를 마친 후 지친 심신의 긴장을 이완시키고 스트레스를 해소시켜주는 동작으로 이루어져 있어 편안한 수면을 취할 수 있습니다.

1 고양이-소 자세 p.76
8회

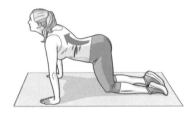

2 아래를 향한 개 자세 p.128
30초

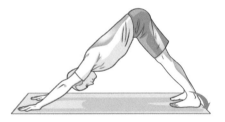

3 바늘에 실 꿰기 자세 p.46
한쪽 30초씩

4 상체 숙여 어깨 누르기 p.84
30초

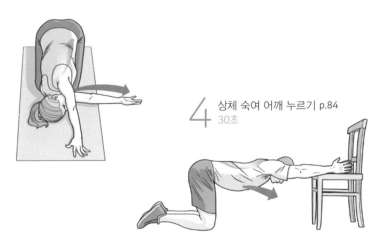

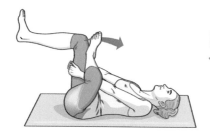

 5 바늘 구멍 자세 p.98
한쪽 30초씩

6 누운 자세에서 허벅지 뒤쪽 늘이기 p.110
한쪽 30초씩

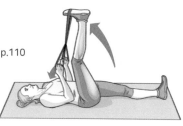

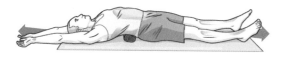

7 누운 자세에서 팔다리 뻗기 p.86
30초

 8 누운 자세에서 척추 비틀기 p.78
한쪽 30초씩

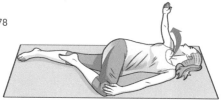

근육은 따뜻한 상태에서 잘 늘어나므로 뜨거운 목욕이나 샤워로 몸을 가볍게 데운 후에 스트레칭을 시작하세요.

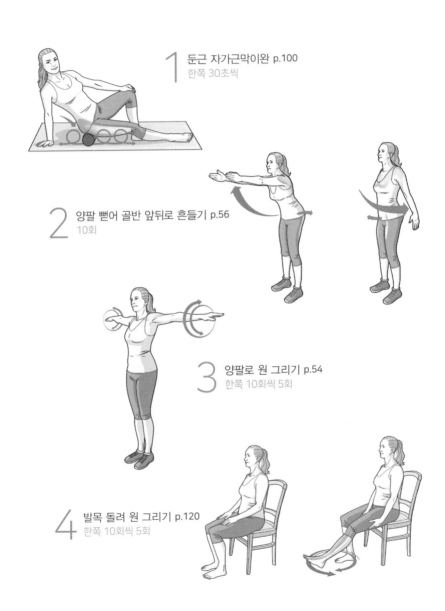

TV 보며 짬짬이 하는 스트레칭

다음 스트레칭은 좋아하는 TV 프로그램이나 영화를 보면서 따라 하기 쉬운 동작으로 이루어져 있습니다. 일부 동작은 폼 롤러를 이용하세요.

1 둔근 자가근막이완 p.100
한쪽 30초씩

2 양팔 뻗어 골반 앞뒤로 흔들기 p.56
10회

3 양팔로 원 그리기 p.54
한쪽 10회씩 5회

4 발목 돌려 원 그리기 p.120
한쪽 10회씩 5회

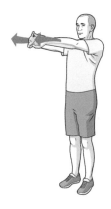

5 깍지 끼고 양팔 뻗기 p.68
30초

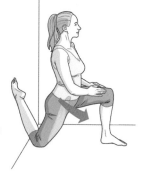

6 무릎 구부려 허벅지 앞쪽 늘이기 p.116
한쪽 30초씩

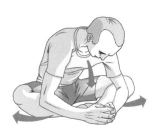

7 발바닥 붙여 상체 숙이기 p.96
30초

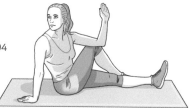

8 앉은 자세에서 상체 비틀기 p.94
한쪽 30초씩

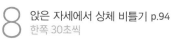

최대한의 효과를 얻고 싶다면 스트레칭 전에 2~3분간 제자리걸음을 하면서 근육을 따뜻하게 데워줍니다.

장시간 전화 통화 후 좋은 스트레칭

다음 스트레칭은 장시간 수화기를 들고 전화 통화를 한 후에 뭉치기 쉬운 목·팔·팔뚝·손목 근육을 풀어주는 동작으로 이루어져 있습니다.

1 양팔로 원 그리기 p.54
한쪽 10회씩 5회

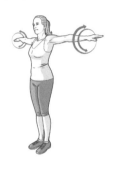

2 좌우로 다리 내딛고 팔 뻗기 p.106
한쪽 6회씩

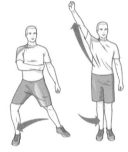

3 한 팔 뻗어 옆구리 늘이기 p.80
한쪽 30초씩

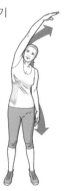

4 벽에 팔 대고 위팔 늘리기 p.62
한쪽 30초씩

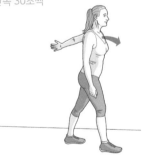

5 등 뒤에서 팔꿈치 당기기 p.64
한쪽 30초씩

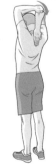

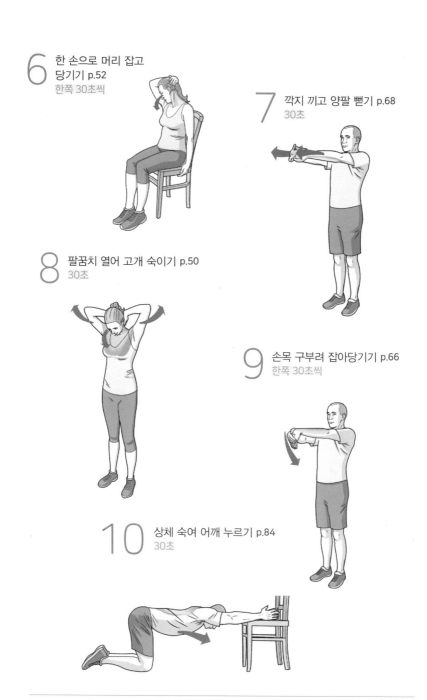

6 한 손으로 머리 잡고
당기기 p.52
한쪽 30초씩

7 깍지 끼고 양팔 뻗기 p.68
30초

8 팔꿈치 열어 고개 숙이기 p.50
30초

9 손목 구부려 잡아당기기 p.66
한쪽 30초씩

10 상체 숙여 어깨 누르기 p.84
30초

전화 통화 도중에 앞뒤로 한걸음씩 가볍게 걸으며 근육을 미리 따뜻하게 데워놓으면 전화 통화 후 스트레칭을 할 때 좀 더 편안함을 느낄 수 있습니다.

정원에서 일할 때 좋은 스트레칭

다음 스트레칭은 잡초를 뽑거나 화초를 심는 등 정원에서 일할 때 뻣뻣해지기 쉬운 등 근육과 고관절을 이완시켜주는 동적·정적 스트레칭이 결합된 동작으로 이루어져 있습니다.

1 고양이-소 자세 p.76
8회

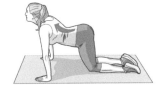

2 네발 기기 자세에서 팔다리 뻗기 p.88
한쪽 6회씩

3 양팔 뻗어 골반 앞뒤로 흔들기 p.56
10회

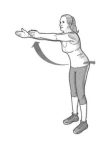
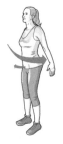

4 발목 돌려 숫자 8 그리기 p.104
한쪽 8회씩

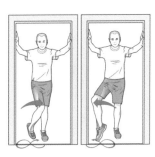

5 한 팔 뻗어 옆구리 늘이기 p.80
한쪽 30초씩

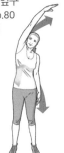

6 벽에 양손 대고 종아리 늘이기 p.122
한쪽 30초씩

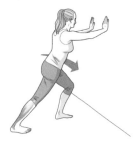

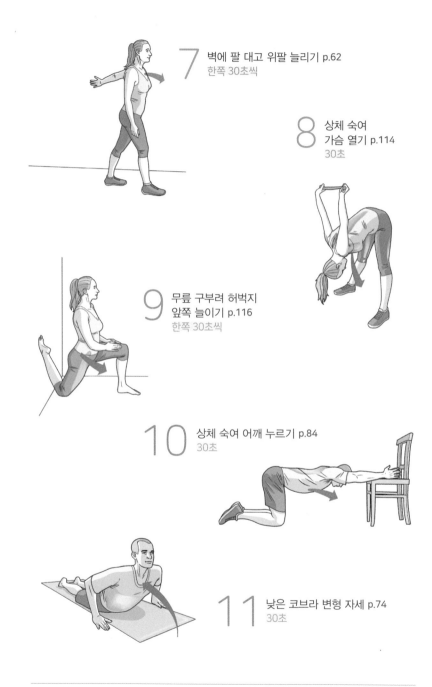

7 벽에 팔 대고 위팔 늘리기 p.62
한쪽 30초씩

8 상체 숙여
가슴 열기 p.114
30초

9 무릎 구부려 허벅지
앞쪽 늘이기 p.116
한쪽 30초씩

10 상체 숙여 어깨 누르기 p.84
30초

11 낮은 코브라 변형 자세 p.74
30초

스트레칭을 할 때는 몸을 바르게 정렬하는 것과 신체의 운동 원리를 활용하는 것도 중요합니다. 가령 3번 동작의 고관절 경첩운동은 가벼운 통증과 뭉친 근육을 이완하는 데 도움이 됩니다.

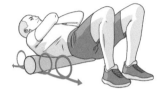

눈을 치울 때 좋은 스트레칭

다음 스트레칭은 눈을 치울 때처럼 삽 등 무거운 도구를 들어 올려 허리와 어깨를 반복적으로 과도하게 사용하는 경우에 좋은 준비 운동으로 이루어져 있습니다. 일부 동작은 폼롤러를 이용하세요.

1 중상부 등 자가근막이완 p.72
60초

2 네발 기기 자세에서 팔다리 뻗기 p.88
한쪽 6회씩

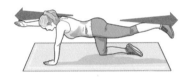

3 네발 기기 자세에서
한쪽 어깨 열기 p.90
한쪽 6회씩

4 양팔로 원 그리기 p.54
한쪽 10회씩 5회

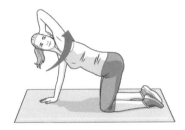

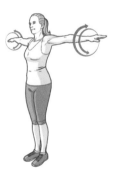

5 발목 돌려 숫자 8 그리기 p.104
한쪽 8회씩

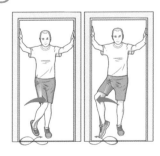

6 좌우로 다리 내딛고 팔 뻗기 p.106
한쪽 6회씩

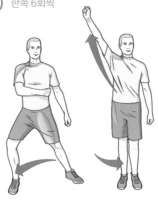

7 선 자세에서 허벅지 앞쪽 늘이기 p.112
한쪽 30초씩

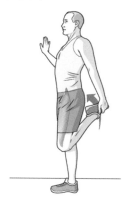

8 벽에 팔 대고 위팔 늘리기 p.62
한쪽 30초씩

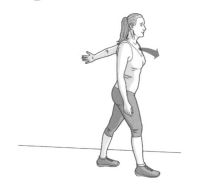

9 낮은 코브라 변형 자세 p.74
한쪽 30초씩

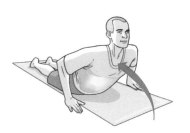

10 누운 자세에서 척추 비틀기 p.78
한쪽 30초씩

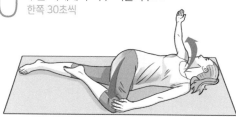

허리의 부상을 방지하는 데는 1번 동작이 가장 효과적입니다. 이 동작은 삽으로 눈을 치우는 경우처럼 상체를 반복적으로 회전시킬 때 쓰는 흉추 관절의 가동 범위를 넓혀줍니다.

무거운 물건을 들 때 좋은 스트레칭

다음 동적 스트레칭은 상자를 옮기거나 대청소를 하거나 이삿짐을 나르는 등 무거운 물건을 들 때 고관절과 등이 부상을 입지 않도록 안전하게 움직일 수 있게 해주는 동작으로 이루어져 있습니다.

1 고양이-소 자세 p.76
8회

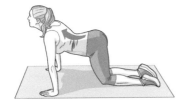

2 네발 기기 자세에서 팔다리 뻗기 p.88
한쪽 6회씩

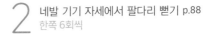
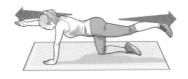

3 다리 앞뒤로 흔들기 p.102
한쪽 10회씩

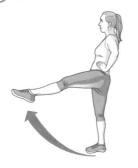

4 양팔 뻗어 골반 앞뒤로 흔들기 p.56
10회

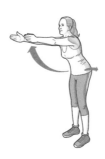
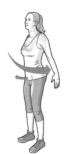

5 발목 돌려 숫자 8 그리기 p.104
한쪽 8회씩

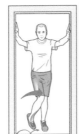
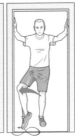

6 벽에 양손 대고 종아리 늘이기 p.122
한쪽 30초씩

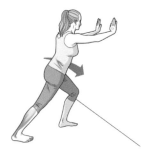

7 벽에 팔 대고 위팔 늘리기 p.62
한쪽 30초씩

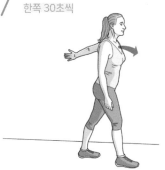

8 아래를 향한 개 자세 p.128
30초

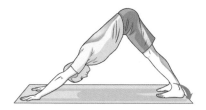

9 무릎 구부려 허벅지
앞쪽 늘이기 p.116
한쪽 30초씩

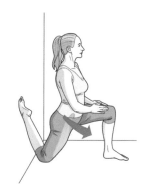

10 낮은 코브라 변형 자세 p.74
30초

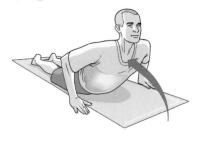

이 스트레칭에는 팔을 굽힌 상태에서 무거운 물건을 운반할 때 경직되기 쉬운 이두근을 풀어주는 동작이 포함돼 있습니다.

Chapter 11
운동별 스트레칭

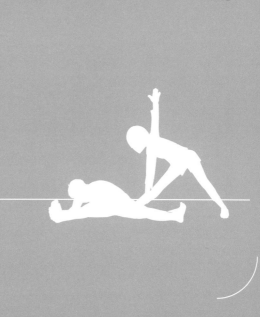

걷기
전후
스트레칭

다음 스트레칭은 일상생활의 주요 신체활동인 걷기를 좀 더
편하게 해주는 동작으로 이루어져 있습니다.

운동 전

1 고양이—소 자세 p.76
8회

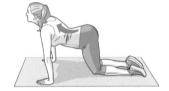

2 네발 기기 자세에서 팔다리 뻗기 p.88
한쪽 6회씩

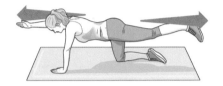

3 발목 돌려 원 그리기 p.120
한쪽 10회씩 5회

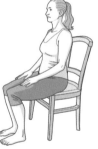
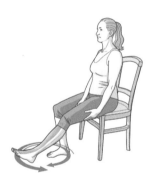

4 다리 앞뒤로 흔들기 p.102
한쪽 10회씩

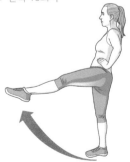

5 양팔로 원 그리기 p.54
한쪽 10회씩 5회

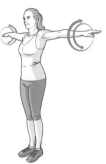

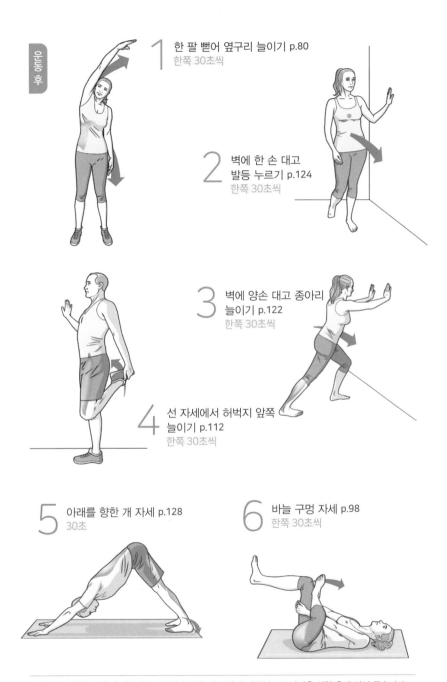

1 한 팔 뻗어 옆구리 늘이기 p.80
한쪽 30초씩

2 벽에 한 손 대고
발등 누르기 p.124
한쪽 30초씩

3 벽에 양손 대고 종아리
늘이기 p.122
한쪽 30초씩

4 선 자세에서 허벅지 앞쪽
늘이기 p.112
한쪽 30초씩

5 아래를 향한 개 자세 p.128
30초

6 바늘 구멍 자세 p.98
한쪽 30초씩

정적 스트레칭은 근육이 따뜻하게 데워진 상태일 때 가장 효과적이므로 가벼운 산책 후에 하면 좋습니다.

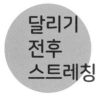

달리기
전후
스트레칭

다음 스트레칭은 종아리 근육을 공략하여 통증을 완화하고 정 강이부목, 발목 염좌 등의 부상을 방지해주는 동작으로 이루어 져 있습니다. 일부 동작은 폼롤러를 이용하세요.

운동 전

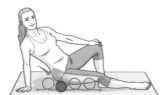

1 둔근 자가근막이완 p.100
한쪽 30초씩

2 종아리 자가근막이완 p.126
한쪽 30초씩

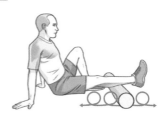

3 다리 앞뒤로 흔들기 p.102
한쪽 10회씩

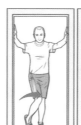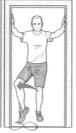

4 발목 돌려 숫자 8 그리기 p.104
한쪽 8회씩

5 좌우로 다리 내딛고 팔 뻗기 p.106
한쪽 6회씩

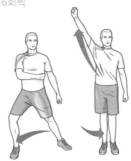

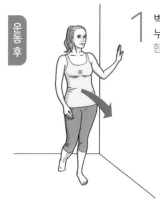

1 벽에 한 손 대고 발등
누르기 p.124
한쪽 30초씩

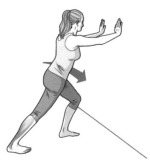

2 벽에 양손 대고 종아리 늘이기 p.122
한쪽 30초씩

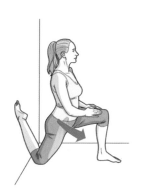

3 상체 숙여
가슴 열기 p.114
30초

4 무릎 구부려 허벅지
앞쪽 늘이기 p.116
한쪽 30초씩

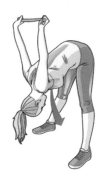

5 발바닥 붙여 상체 숙이기 p.96
30초

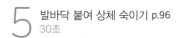

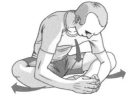

6 바늘 구멍 자세 p.98
한쪽 30초씩

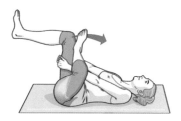

종아리 근육은 아킬레스건과 연결돼 있으므로 이 부위를 자주 스트레칭하면 걷거나 뛸 때 통증을 유발하는
만성 염증과 아킬레스건염을 예방할 수 있습니다.

수영 전후 스트레칭

다음 스트레칭은 등과 어깨를 주로 공략하는 전신 스트레칭 동작으로 이루어져 있어 저충격 전신 운동인 수영을 할 때 어깨 통증을 방지할 수 있습니다. 일부 동작은 폼롤러를 이용하세요.

운동 전

1 중상부 등 자가근막이완 p.72
60초

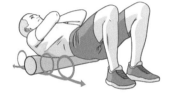

2 누운 자세에서 양팔로 W자 만들기 p.48
10회

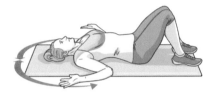

3 네발 기기 자세에서 한쪽 어깨 열기 p.90
한쪽 6회씩

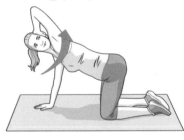

4 고양이−소 자세 p.76
8회

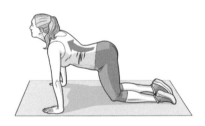

5 다리 앞뒤로 흔들기 p.102
한쪽 10회씩

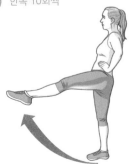

6 양팔로 원 그리기 p.54
한쪽 10회씩 5회

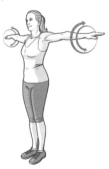

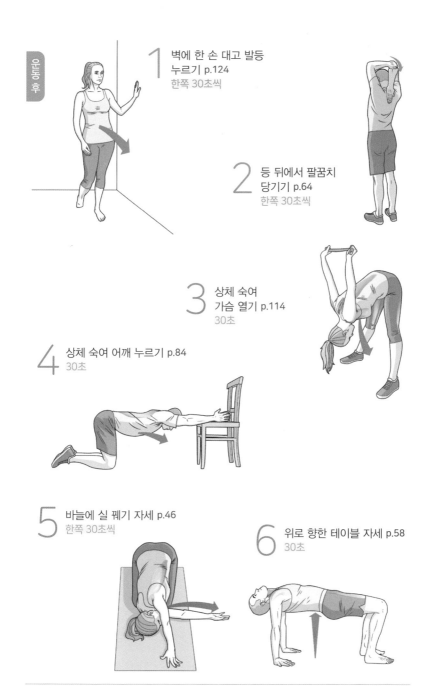

운동 후

1 벽에 한 손 대고 발등
누르기 p.124
한쪽 30초씩

2 등 뒤에서 팔꿈치
당기기 p.64
한쪽 30초씩

3 상체 숙여
가슴 열기 p.114
30초

4 상체 숙여 어깨 누르기 p.84
30초

5 바늘에 실 꿰기 자세 p.46
한쪽 30초씩

6 위로 향한 테이블 자세 p.58
30초

등 근육 중 가장 넓은 부위를 차지하는 광배근을 스트레칭하면 어깨 회전근 부상을 예방할 수 있습니다.

다음 스트레칭은 장시간 고정된 자세로 자전거를 타고 난 후에 뭉치기 쉬운 엉덩이·가슴·복부 근육을 풀어주고 따뜻하게 데워주는 동작으로 이루어져 있습니다. 일부 동작은 폼롤러를 이용하세요.

운동 전

1 둔근 자가근막이완 p.100
한쪽 30초씩

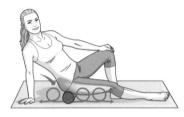

2 고양이-소 자세 p.76
8회

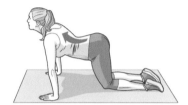

3 다리 앞뒤로 흔들기 p.102
한쪽 10회씩

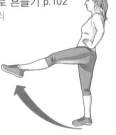

운동 후

1 벽에 양손 대고 종아리
늘이기 p.122
한쪽 30초씩

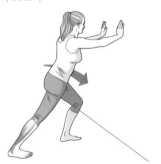

2 상체 숙여 가슴 열기 p.114
30초

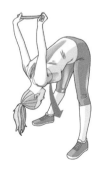

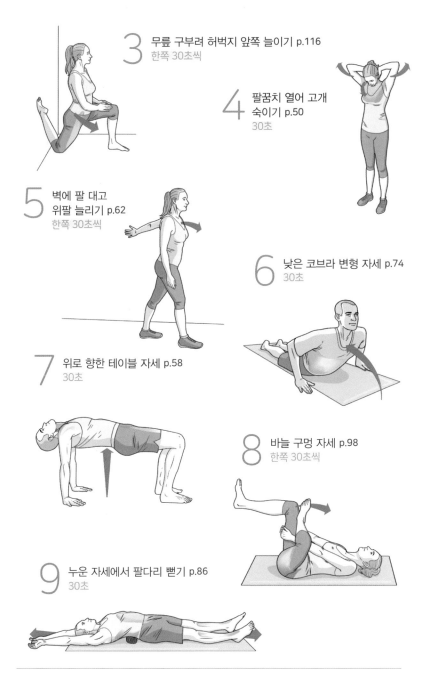

3 무릎 구부려 허벅지 앞쪽 늘이기 p.116
한쪽 30초씩

4 팔꿈치 열어 고개 숙이기 p.50
30초

5 벽에 팔 대고 위팔 늘리기 p.62
한쪽 30초씩

6 낮은 코브라 변형 자세 p.74
30초

7 위로 향한 테이블 자세 p.58
30초

8 바늘 구멍 자세 p.98
한쪽 30초씩

9 누운 자세에서 팔다리 뻗기 p.86
30초

자전거를 탈 때는 팔꿈치가 구부러진 상태를 장시간 유지하므로 운동 전후에 5번(운동 후) 동작을 하면 팔꿈치 통증을 예방할 수 있습니다.

골프 전후 스트레칭

다음 스트레칭은 근육을 따뜻하게 데워주는 동적 스트레칭과 상부 등의 가동성을 높여주는 동작으로 이루어져 있습니다. 상부 등 근육을 풀어주면 효과적으로 몸을 회전시킬 수 있어 스윙 동작이 수월해집니다. 일부 동작은 폼롤러를 이용하세요.

운동 전

1 중상부 등 자가근막이완 p.72
한쪽 30초씩

2 네발 기기 자세에서
팔다리 뻗기 p.88
한쪽 6회씩

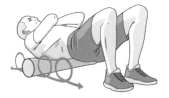

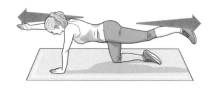

3 네발 기기 자세에서
한쪽 어깨 열기 p.90
한쪽 6회씩

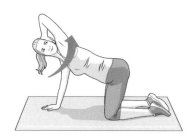

4 발목 돌려 숫자 8 그리기 p.104
한쪽 8회씩

5 좌우로 다리 내딛고 팔 뻗기 p.106
한쪽 6회씩

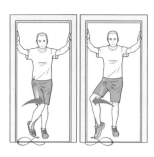

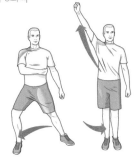

1 둔근 자가근막이완 p.100
한쪽 30초씩

2 앉은 자세에서 상체 비틀기 p.94
한쪽 30초씩

3 깍지 끼고 양팔 뻗기 p.68
30초

4 바늘 구멍 자세 p.98
한쪽 30초씩

5 누운 자세에서 척추 비틀기 p.78
한쪽 30초씩

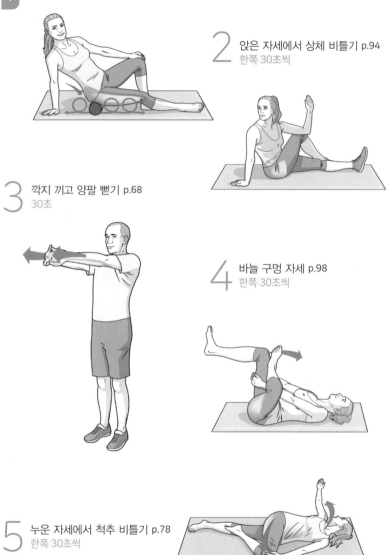

2번 동작(운동 후)은 스윙 동작처럼 한 방향으로 몸을 반복적으로 움직일 경우 근육이 불균형하게 발달하는 것을 방지합니다.

댄스 전후 스트레칭

다음 스트레칭은 관절가동범위를 최대화하는 동적 운동인 댄스를 할 때 몸을 다양한 방향으로 회전시키고 안전하게 움직일 수 있도록 해주는 동작으로 이루어져 있습니다.

운동 전

1 고양이-소 자세 p.76
8회

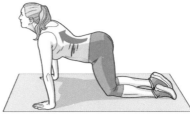

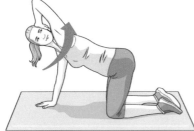

2 네발 기기 자세에서
한쪽 어깨 열기 p.90
한쪽 6회씩

3 발목 돌려 원 그리기 p.120
한쪽 10회씩 5회

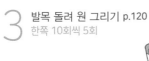

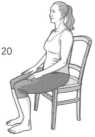

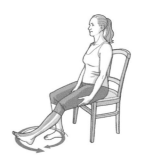

4 발목 돌려 숫자 8 그리기 p.104
한쪽 6회씩

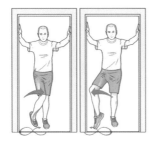

1 한 팔 뻗어
옆구리
늘이기 p.80
한쪽 30초씩

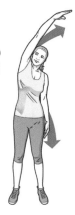

2 벽에 양손 대고 종아리 늘이기 p.122
한쪽 30초씩

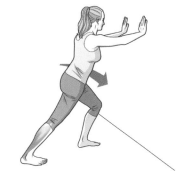

3 상체 숙여 가슴 열기 p.114
30초

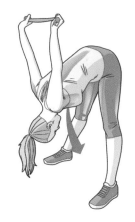

4 아래를 향한 개 자세 p.128
30초

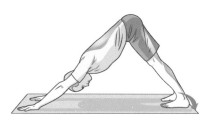

5 발바닥 붙여 상체 숙이기 p.96
30초

발목의 가동성을 높여주는 3번(운동 전), 2번/4번(운동 후) 동작은 발목 부상을 방지하는 데 도움이 됩니다.

테니스 전후 스트레칭

다음 스트레칭은 속도감이 빠른 테니스를 칠 때 속도와 방향을 재빠르게 제어할 수 있도록 고관절을 단련시켜주는 동적·정적 스트레칭 동작으로 이루어져 있습니다. 일부 동작은 폼롤러를 이용하세요.

운동 전

1 중상부 등 자가근막이완 p.72
60초

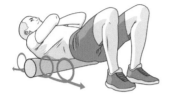

2 네발 기기 자세에서
한쪽 어깨 열기 p.90
한쪽 6회씩

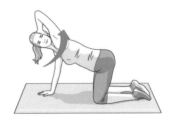

3 양팔로 원 그리기 p.54
한쪽 10회씩 5회

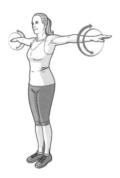

4 발목 돌려 숫자 8 그리기 p.104
한쪽 6회씩

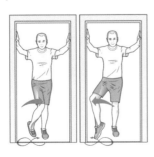

5 좌우로 다리 내딛고 팔 뻗기 p.106
한쪽 8회씩

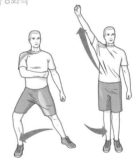

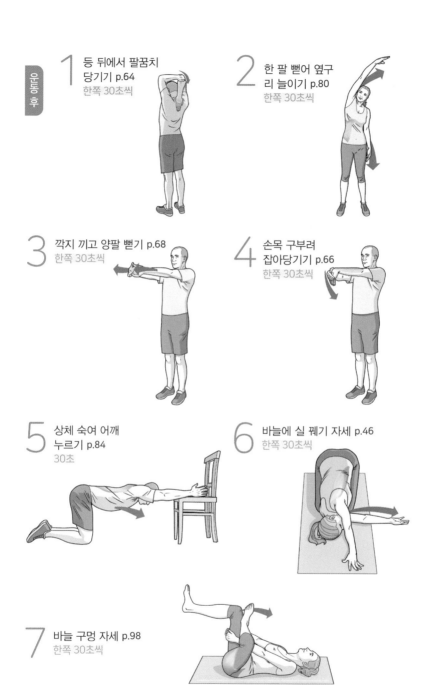

1 등 뒤에서 팔꿈치 당기기 p.64
한쪽 30초씩

2 한 팔 뻗어 옆구리 늘이기 p.80
한쪽 30초씩

3 깍지 끼고 양팔 뻗기 p.68
한쪽 30초씩

4 손목 구부려 잡아당기기 p.66
한쪽 30초씩

5 상체 숙여 어깨 누르기 p.84
30초

6 바늘에 실 꿰기 자세 p.46
한쪽 30초씩

7 바늘 구멍 자세 p.98
한쪽 30초씩

테니스 등 라켓을 사용하는 스포츠 특성상 팔목을 펴고 구부릴 때 쓰는 전완근을 늘이는 동작이 유용합니다.

하이킹 전후 스트레칭

다음 스트레칭은 하이킹을 할 때 많이 쓰는 햄스트링, 둔근, 종아리 근육을 비롯한 하체의 주요 근육군을 풀어주는 동작으로 이루어져 있습니다. 일부 동작은 폼롤러를 이용하세요.

운동 전

1 둔근 자가근막이완 p.100
한쪽 30초씩

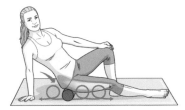

2 발목 돌려 원 그리기 p.120
한쪽 10회씩 5회

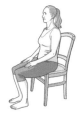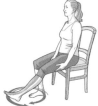

3 다리 앞뒤로 흔들기 p.102
한쪽 10회씩

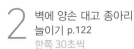

운동 후

1 종아리 자가근막이완 p.126
한쪽 30초씩

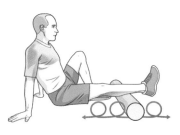

2 벽에 양손 대고 종아리 늘이기 p.122
한쪽 30초씩

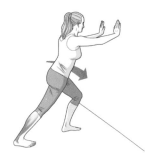

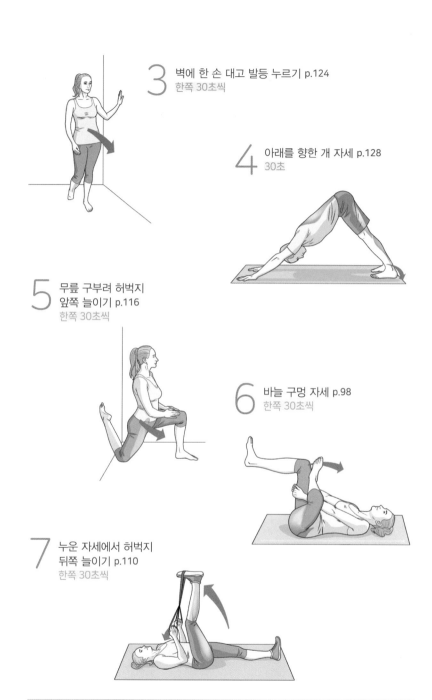

3 벽에 한 손 대고 발등 누르기 p.124
한쪽 30초씩

4 아래를 향한 개 자세 p.128
30초

5 무릎 구부려 허벅지
앞쪽 늘이기 p.116
한쪽 30초씩

6 바늘 구멍 자세 p.98
한쪽 30초씩

7 누운 자세에서 허벅지
뒤쪽 늘이기 p.110
한쪽 30초씩

전경골근 등의 종아리 근육을 풀어주면 정강이부목을 방지할 수 있습니다.

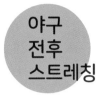

야구
전후
스트레칭

다음 스트레칭은 야구나 소프트볼에서 던지는 동작, 휘두르는 동작, 팔을 뻗는 동작을 할 때 상부 등과 어깨 통증을 방지해주는 동적·정적 스트레칭 동작으로 이루어져 있습니다. 일부 동작은 폼롤러를 이용하세요.

운동 전

1 중상부 등 자가근막이완 p.72
60초

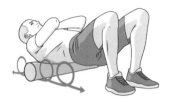

2 누운 자세에서 양팔로 W자 만들기 p.48
10회

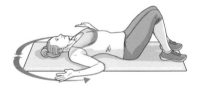

3 네발 기기 자세에서 한쪽 어깨 열기 p.90
한쪽 6회씩

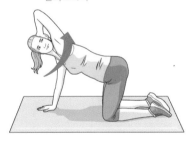

4 좌우로 다리 내딛고 팔 뻗기 p.106
한쪽 8회씩

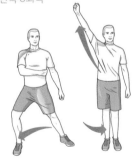

1 상체 숙여 어깨 누르기 p.84
30초

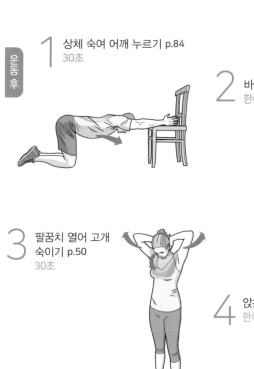

2 바늘에 실 꿰기 자세 p.46
한쪽 30초씩

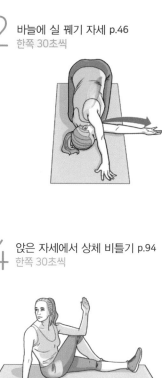

3 팔꿈치 열어 고개
숙이기 p.50
30초

4 앉은 자세에서 상체 비틀기 p.94
한쪽 30초씩

5 누운 자세에서 팔다리 뻗기 p.86
30초

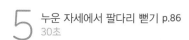
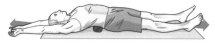

6 누운 자세에서 척추 비틀기 p.78
한쪽 30초씩

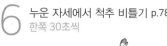
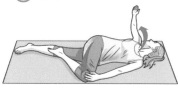

2번 동작(운동 후)은 낭염 및 건염으로 인한 통증을 완화시켜 어깨의 움직임을 한결 편안하게 해줍니다.

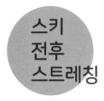

스키
전후
스트레칭

다음 스트레칭은 크로스컨트리 스키를 탈 때 뭉치거나 경직되기 쉬운 고관절을 풀어주는 동적 스트레칭 동작으로 이루어져 있습니다. 일부 동작은 폼롤러를 이용하세요.

운동 전

1 둔근 자가근막이완 p.100
한쪽 30초씩

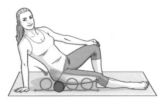

2 양팔 뻗어 골반 앞뒤로 흔들기 p.56
10회

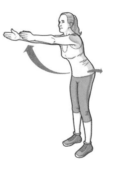
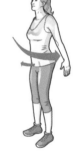

3 다리 앞뒤로 흔들기 p.102
한쪽 10회씩

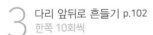
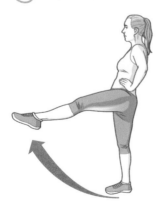

4 좌우로 다리 내딛고 팔 뻗기 p.106
한쪽 8회씩

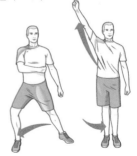

1 상체 숙여 가슴 열기 p.114
30초

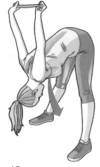

2 발바닥 붙여 상체 숙이기 p.96
30초

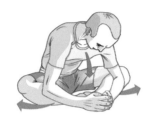

3 바늘에 실 꿰기 자세 p.46
한쪽 30초씩

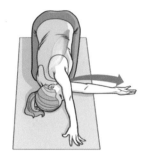

4 위로 향한 테이블 자세 p.58
30초

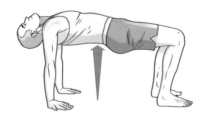

5 바늘 구멍 자세 p.98
한쪽 30초씩

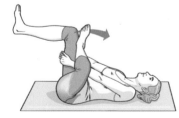

6 누운 자세에서 척추 비틀기 p.78
한쪽 30초씩

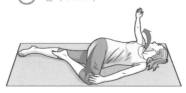

2번/5번 동작(운동 후)은 허벅지 안팎 근육을 효과적으로 이완시켜 무릎의 안정성을 높여줍니다.

상체
저항운동

다음 스트레칭은 가슴·어깨 등 상체의 주요 근육군을 공략하는 동작으로 이루어져 있습니다. 일부 동작은 폼롤러를 이용하세요.

운동 전

1 중상부 등 자가근막이완 p.72
한쪽 60초씩

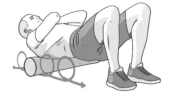

2 누운 자세에서 양팔로 W자 만들기 p.48
10회

3 고양이-소 자세 p.76
8회

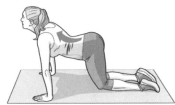

4 양팔로
원 그리기 p.54
한쪽 10회씩
5회

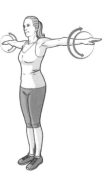

운동 후

1 등 뒤에서 팔꿈치
당기기 p.64
한쪽 30초씩

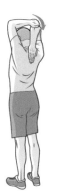

2 팔꿈치 열어 고개 숙이기 p.50
30초

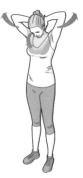

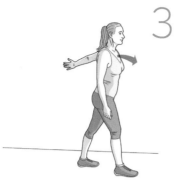

3 벽에 팔 대고 위팔 늘리기 p.62
한쪽 30초씩

4 한 손으로 머리 잡고 당기기 p.52
한쪽 30초씩

5 손목 구부려 잡아당기기 p.66
한쪽 30초씩

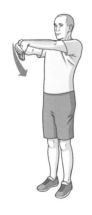

6 상체 숙여 어깨 누르기 p.84
30초

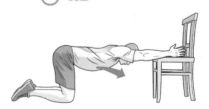

7 바늘에 실 꿰기 자세 p.46
한쪽 30초씩

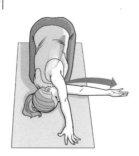

1번 동작(운동 전)을 할 때는 상부 등을 살짝 둥글게 만 상태에서 폼롤러 위에 가볍게 올려놓습니다. 폼롤러를 앞뒤로 굴려주는 동작은 뭉친 어깨를 풀어주며 바벨이나 덤벨 등을 머리 위로 들어올려 상체를 강화시키는 숄더 프레스 동작 등을 좀 더 편안하게 할 수 있도록 해줍니다.

하체
저항운동

다음 스트레칭은 근력 강화 운동을 할 때 주로 쓰는 둔근, 햄스트링, 삼두근 같은 하체의 주요 근육군을 공략하는 동작으로 이루어져 있습니다. 일부 동작은 폼롤러를 이용하세요.

운동 전

1 다리 앞뒤로
흔들기 p.102
한쪽 10회씩

2 양팔 뻗어 골반 앞뒤로 흔들기 p.56
10회

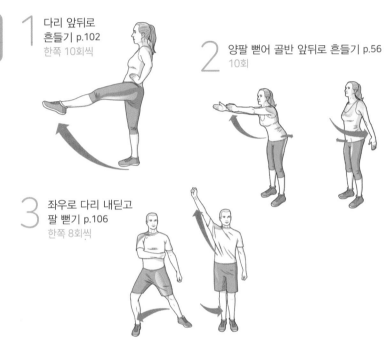

3 좌우로 다리 내딛고
팔 뻗기 p.106
한쪽 8회씩

운동 후

1 둔근 자가근막이완 p.100
한쪽 30초씩

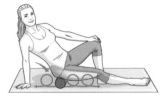

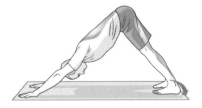

2 아래를 향한 개 자세 p.128
30초

3 무릎 구부려 허벅지 앞쪽 늘이기 p.116
한쪽 30초씩

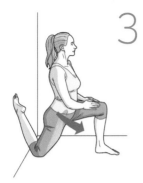

4 발바닥 붙여 상체 숙이기 p.96
30초

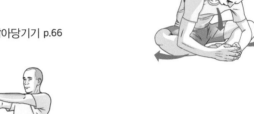

5 손목 구부려 잡아당기기 p.66
한쪽 30초씩

6 바늘 구멍 자세 p.98
한쪽 30초씩

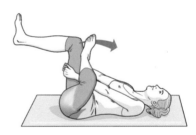

7 누운 자세에서 허벅지 뒤쪽 늘이기 p.110
한쪽 30초씩

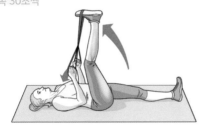

5번 동작(운동 후)은 덤벨 및 바벨을 들고 스쿼트나 런지 같은 하체 운동을 하고 난 후 팔뚝 근육을 풀어주는 데 효과적입니다.

Chapter 12
만성질환별 스트레칭

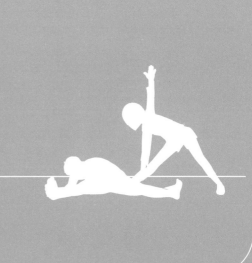

뻣뻣한 목을 풀어주는 스트레칭

다음 스트레칭은 목과 상부 등을 효과적으로 늘여 통증을 완화하고 두통 해소에도 도움이 되는 동작으로 이루어져 있습니다. 일부 동작은 폼롤러를 이용하세요.

1 중상부 등 자가근막이완 p.72
60초

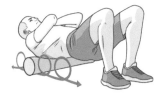

2 고양이-소 자세 p.76
8회

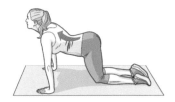

3 팔꿈치 열어 고개 숙이기 p.50
30초

4 한 손으로 머리 잡고 당기기 p.52
한쪽 30초씩

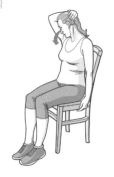

5 바늘에 실 꿰기 자세 p.46
한쪽 30초씩

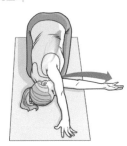

6 누운 자세에서 척추 비틀기 p.78
한쪽 30초씩

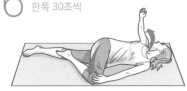

2번 동작은 스트레칭보다 관절가동범위 운동에 가깝습니다. 이 자세를 유지하면 목 근육이 뭉치기 쉬우므로 마시고 내쉬는 호흡과 함께 동작이 끊어지지 않도록 매끄럽게 이어서 진행합니다.

팔목·팔꿈치 통증에 좋은 스트레칭

다음 스트레칭은 팔목과 팔꿈치를 움직일 때 쓰는 이두근, 삼두근, 팔뚝 근육을 이완해 손목터널증후군, 골프 엘보, 테니스 엘보로 인한 통증을 완화시키는 동작으로 이루어져 있습니다.

1 누운 자세에서 양팔로
W자 만들기 p.48
10회

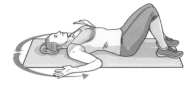

2 벽에 팔 대고
위팔 늘리기 p.62
한쪽 30초씩

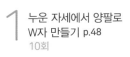

3 등 뒤에서 팔꿈치
당기기 p.64
한쪽 30초씩

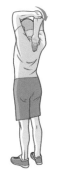

4 손목 구부려 잡아당기기 p.66
한쪽 30초씩

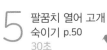

5 팔꿈치 열어 고개
숙이기 p.50
30초

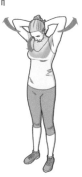

6 깍지 끼고 양팔 뻗기 p.68
30초

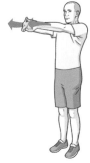

4번/6번 동작은 특히 키보드를 장시간 사용한 후에 뭉치기 쉬운 팔뚝과 팔목 근육을 풀어주는 데 효과적입니다.

오십견을 완화시키는 스트레칭

다음 동적 스트레칭은 어깨 관절의 통증을 완화시켜주는 관절 가동범위 운동으로 이루어져 있습니다. 일부 동작은 폼롤러를 이용하세요.

1 중상부 등 자가근막이완 p.72
60초

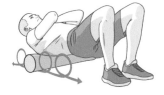

2 누운 자세에서 양팔로 W자 만들기 p.48
10회

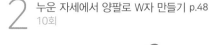

3 네발 기기 자세에서
한쪽 어깨 열기 p.90
한쪽 6회

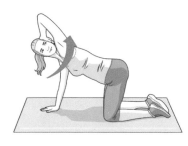

4 양팔로 원 그리기 p.54
한쪽 10회씩 5회

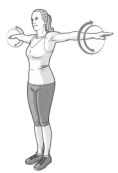

5 좌우로 다리 내딛고
팔 뻗기 p.106
한쪽 8회

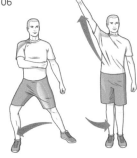

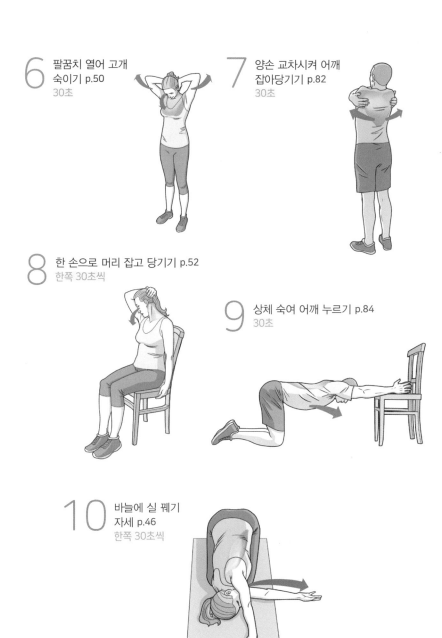

6 팔꿈치 열어 고개
   숙이기 p.50
   30초

7 양손 교차시켜 어깨
   잡아당기기 p.82
   30초

8 한 손으로 머리 잡고 당기기 p.52
   한쪽 30초씩

9 상체 숙여 어깨 누르기 p.84
   30초

10 바늘에 실 꿰기
    자세 p.46
    한쪽 30초씩

동적 스트레칭과 7번 같은 정적 스트레칭 동작은 어깨 통증을 완화하는 데 도움이 됩니다.

굳은 고관절을 이완시키는 스트레칭

다음 스트레칭은 장시간 앉아 있을 때 뭉치기 쉬운 근육을 풀어주는 동작으로 이루어져 있습니다. 일부 동작은 폼롤러를 이용하세요.

1 둔근 자가근막이완 p.100
한쪽 30초씩

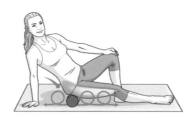

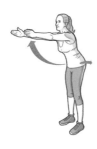 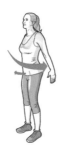

2 양팔 뻗어 골반 앞뒤로 흔들기 p.56
10회

3 다리 앞뒤로 흔들기 p.102
한쪽 10회

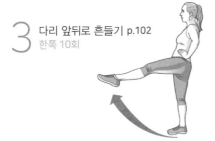

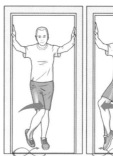 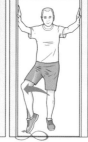

4 발목 돌려 숫자 8 그리기 p.104
한쪽 8회

5 좌우로 다리 내딛고
팔 뻗기 p.106
한쪽 8회

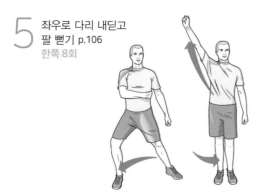

6 무릎 구부려 허벅지 앞쪽 늘이기 p.116
한쪽 30초씩

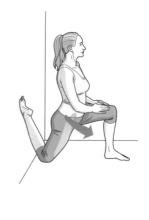

7 앉은 자세에서 상체 비틀기 p.94
한쪽 30초씩

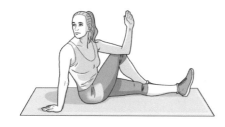

8 위로 향한 테이블 자세 p.58
30초

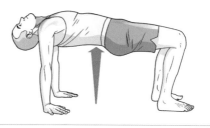

8번 동작은 쉽게 뭉치는 엉덩이 근육을 풀어주고 다리 근육을 강화시키며 고관절을 유연하게 만들어줍니다.

무릎·발목 통증에 좋은 스트레칭

다음 스트레칭은 대퇴사두근, 햄스트링, 종아리 등 주요 하체 근육군의 통증을 완화시키는 동작으로 이루어져 있습니다. 일부 동작은 폼롤러를 이용하세요.

1 **종아리 자가근막이완** p.126
한쪽 30초씩

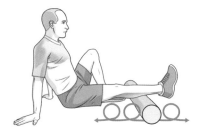

2 **발목 돌려 원 그리기** p.120
한쪽 10회씩 5회

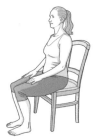
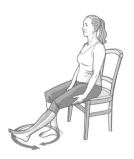

3 **다리 앞뒤로 흔들기** p.102
한쪽 10회씩

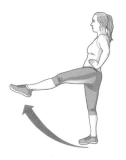

4 **좌우로 다리 내딛고 팔 뻗기** p.106
한쪽 6회씩

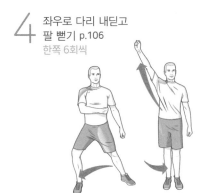

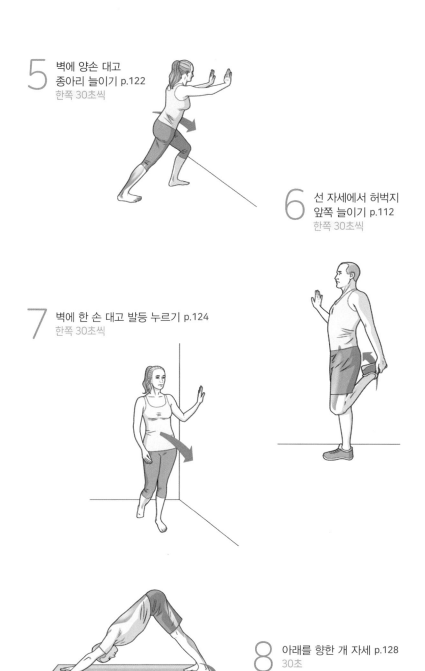

5 벽에 양손 대고
종아리 늘이기 p.122
한쪽 30초씩

6 선 자세에서 허벅지
앞쪽 늘이기 p.112
한쪽 30초씩

7 벽에 한 손 대고 발등 누르기 p.124
한쪽 30초씩

8 아래를 향한 개 자세 p.128
30초

종아리 스트레칭은 발목 관절의 가동 범위를 넓혀 발목과 무릎의 통증을 완화시킵니다.

관절염을 완화시키는 스트레칭

다음 스트레칭은 관절을 더 부드럽게 움직일 수 있도록 가동 범위를 유지하거나 넓혀주는 동작으로 이루어져 있습니다.

1 고양이-소 자세 p.76
8회

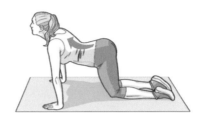

2 누운 자세에서 양팔로 W자 만들기 p.48
8회

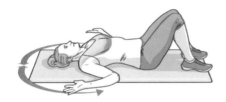

3 발목 돌려 원 그리기 p.120
한쪽 10회씩 5회

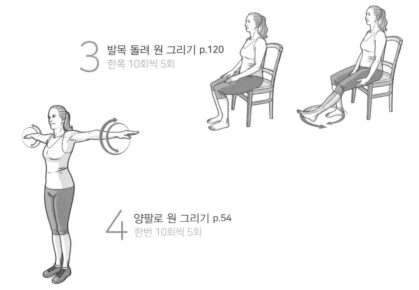

4 양팔로 원 그리기 p.54
한번 10회씩 5회

5 양팔 뻗어 골반 앞뒤로 흔들기 p.56
10회

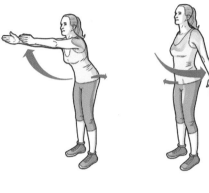

6 다리 앞뒤로 흔들기 p.102
한쪽 10회씩

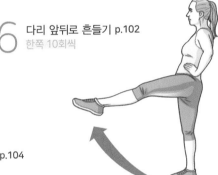

7 발목 돌려 숫자 8 그리기 p.104
한쪽 8회씩

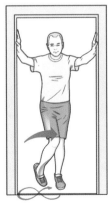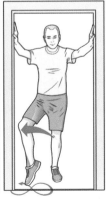

각 동작은 관절가동범위를 최소화한 상태에서 시작해야 근육을 따뜻하게 데우는 데 충분한 시간을 확보할
수 있습니다.

당뇨 관리에 효과적인 스트레칭

다음 스트레칭은 유연성 강화 및 당뇨 환자의 혈당 조절에 효과적인 정적 스트레칭 동작으로 이루어져 있습니다.

1 한 팔 뻗어 옆구리 늘이기 p.80
한쪽 30초씩

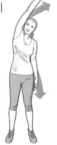

2 벽에 양손 대고 종아리 늘이기 p.122
한쪽 30초씩

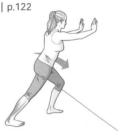

3 벽에 한 손 대고 발등 누르기 p.124
한쪽 30초씩

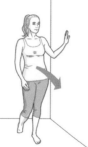

4 선 자세에서 허벅지 앞쪽 늘이기 p.112
한쪽 30초씩

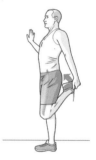

5 등 뒤에서 팔꿈치 당기기 p.64
한쪽 30초씩

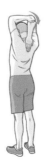

6 팔꿈치 열어 고개 숙이기 p.50
30초

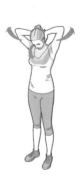

7 아래를 향한 개 자세 p.128
30초

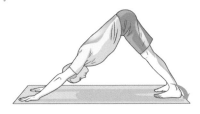

8 바늘에 실 꿰기 자세 p.46
한쪽 30초씩

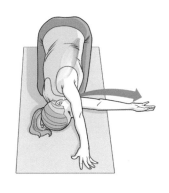

9 바늘 구멍 자세 p.98
한쪽 30초씩

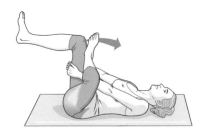

10 누운 자세에서 팔다리 뻗기 p.86
30초

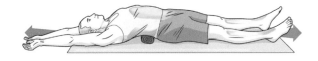

정적 스트레칭을 하기 전에 잠시 산책을 하거나 제자리걸음을 걸으면서 근육을 따뜻하게 데우면 더 편하게 몸을 움직일 수 있습니다.

Chapter 13
주제별 스트레칭

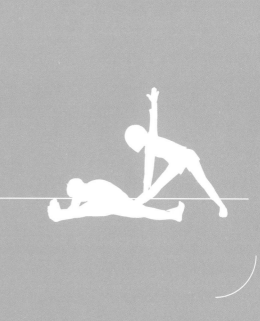

운동 전 스트레칭

다음 스트레칭은 모든 운동 유형에 효과적인 준비 동작으로 이루어져 있습니다. 특히 자가근막이완법과 동적 스트레칭 동작은 코어 근육을 따뜻하게 만들어 관절의 가동성을 높여줍니다. 일부 동작은 폼롤러를 이용하세요.

1 중상부 등 자가근막이완 p.72
60초

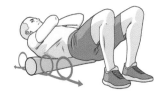

2 둔근 자가근막이완 p.100
한쪽 30초씩

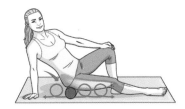

3 종아리 자가근막이완 p.126
한쪽 30초씩

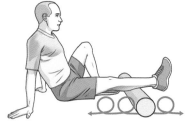

4 누운 자세에서 양팔로 W자 만들기 p.48
10회

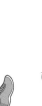

5 고양이-소 자세 p.76
6회

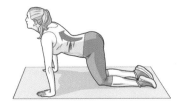

6 네발 기기 자세에서 팔다리 뻗기 p.88
한쪽 6회씩

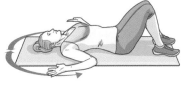
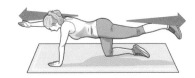

7 네발 기기 자세에서
한쪽 어깨 열기 p.90
한쪽 6회씩

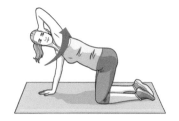

8 발목 돌려 원 그리기 p.120
한쪽 10회씩 5회

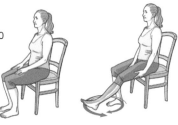

9 양팔 뻗어 골반 앞뒤로 흔들기 p.56
8회

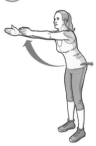
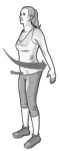

10 다리 앞뒤로 흔들기 p.102
한쪽 8회씩

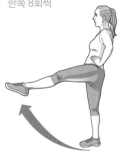

11 발목 돌려 숫자 8 그리기 p.104
한쪽 8회씩

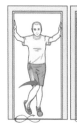
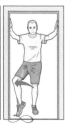

12 좌우로 다리 내딛고
팔 뻗기 p.106
한쪽 6회씩

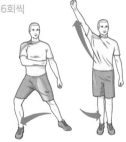

근막을 풀어주면서 결합조직을 이완시키면 혈액 순환 촉진, 근육 이완, 가동성 향상, 전반적인 움직임 증진 등의 효과를 얻을 수 있습니다.

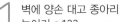

운동 후 스트레칭

다음 스트레칭은 일상생활을 할 때 주로 쓰는 종아리·허벅지·엉덩이·몸통·등·가슴·어깨의 근육을 풀어주는 동작으로 이루어져 있습니다.

1 벽에 양손 대고 종아리 늘이기 p.122
한쪽 30초씩

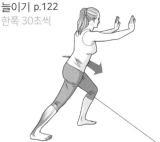

2 벽에 한 손 대고 발등 누르기 p.124
한쪽 30초씩

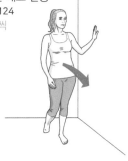

3 등 뒤에서 팔꿈치 당기기 p.64
한쪽 30초씩

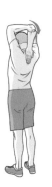

4 선 자세에서 허벅지 앞쪽 늘이기 p.112
한쪽 30초씩

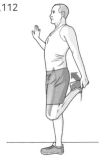

5 아래를 향한 개 자세 p.128
30초

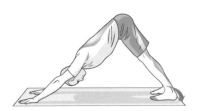

6 벽에 팔 대고 윗팔 늘리기 p.62
한쪽 30초씩

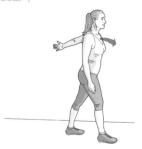

7 팔꿈치 열어 고개
숙이기 p.50
30초

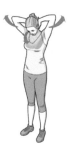

8 상체 숙여 어깨 누르기 p.84
30초

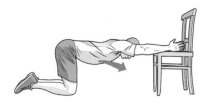

9 앉은 자세에서 상체 비틀기 p.94
한쪽 30초씩

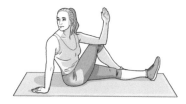

10 발바닥 붙여 상체 숙이기 p.96
30초

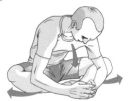

11 위로 향한 테이블 자세 p.58
30초

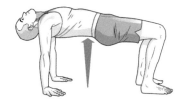

12 누운 자세에서 팔다리
뻗기 p.86
30초

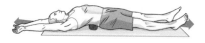

시간이 충분하다면 각 스트레칭 동작을 30초간 유지하고 15초 휴식한 후 30초간 한 번 더 반복하세요.

요가 변형 스트레칭

다음 스트레칭은 천천히 리듬을 타듯 코로 마시고 내쉬는 호흡을 통해 심신의 이완을 촉진하며 전신을 스트레칭하는 요가(변형) 동작으로 이루어져 있습니다.

1 고양이—소 자세 p.76
호흡 5번

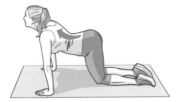

2 아래를 향한 개 자세 p.128
호흡 5번

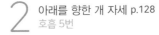

3 한 팔 뻗어 옆구리 늘이기 p.80
한쪽 호흡 5번씩

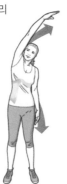

4 상체 숙여 가슴 열기 p.114
호흡 5번

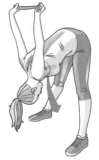

5 무릎 구부려 허벅지 앞쪽 늘이기 p.116
한쪽 호흡 5번씩

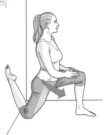

6 낮은 코브라 변형 자세 p.74
호흡 5번

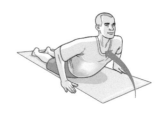

7 바늘에 실 꿰기
자세 p.46
호흡 5번

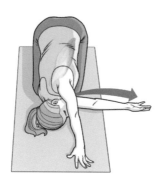

8 앉은 자세에서 상체 비틀기 p.94
한쪽 호흡 5번씩

9 발바닥 붙여 상체 숙이기 p.96
호흡 5번

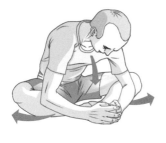

10 누운 자세에서
척추 비틀기 p.78
한쪽 호흡 5번씩

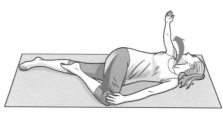

동작을 하는 것보다 자연스러운 호흡의 흐름이 더 중요하므로 완성 동작이 아닌 호흡 횟수에 초점을 두도록
합니다.

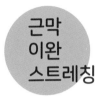

근막 이완 스트레칭

다음 스트레칭은 결합조직의 탄력성과 길이를 증진시켜 전신을 보다 편안하게 움직일 수 있도록 해주는 자가근막이완법과 정적 스트레칭으로 이루어져 있습니다. 일부 동작은 폼롤러를 이용하세요.

1 종아리 자가근막이완 p.126
한쪽 60초씩

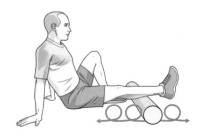

2 중상부 등 자가근막이완 p.72
60초

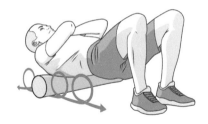

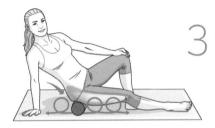

3 둔근 자가근막이완 p.100
한쪽 60초씩

4 아래를 향한 개 자세 p.128
60초

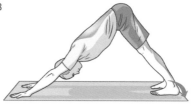

5 바늘에 실 꿰기 자세 p.46
한쪽 60초씩

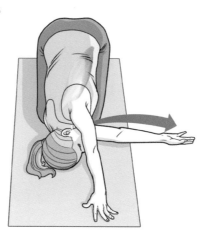

6 바늘 구멍 자세 p.98
한쪽 60초씩

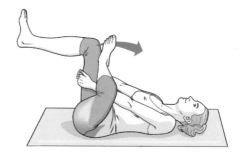

시간이 충분하지 않다면 정적 스트레칭 동작만 각각 30초씩 4~6회 반복합니다.

소도구와 지지대를 이용한 스트레칭

다음 스트레칭은 몸을 지지하는 데 도움을 주는 스트랩, 수건, 벽 등을 이용하는 저강도 동작으로 이루어져 있습니다.

1 발목 돌려 숫자 8 그리기 p.104
한쪽 8회씩

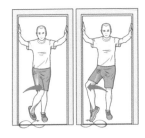

2 다리 앞뒤로 흔들기 p.102
한쪽 10회씩

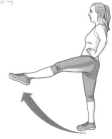

3 벽에 양손 대고
종아리 늘이기 p.122
한쪽 30초씩

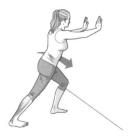

4 벽에 한 손 대고 발등 누르기 p.124
한쪽 30초씩

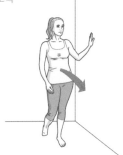

5 벽에 팔 대고 위팔 늘리기 p.62
한쪽 30초씩

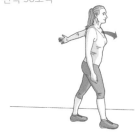

6 상체 숙여 가슴 열기 p.114
30초

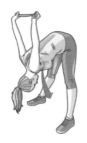

7 무릎 구부려 허벅지
앞쪽 늘이기 p.116
한쪽 30초씩

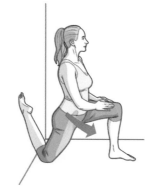

8 상체 숙여 어깨 누르기 p.84
30초

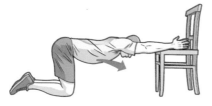

9 누운 자세에서 허벅지
뒤쪽 늘이기 p.110
한쪽 30초씩

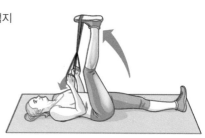

10 누운 자세에서 팔다리 뻗기 p.86
30초

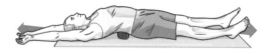

6번/9번 동작을 할 때는 스트랩 대신 수건이나 벨트를 이용해도 좋습니다.

Chapter 14
내 몸에 맞는 스트레칭 프로그램

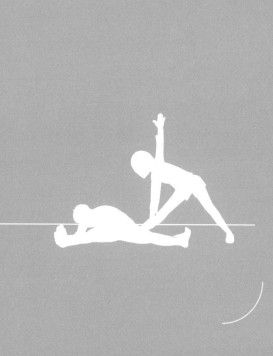

지금까지 소개한 스트레칭을 꾸준히 반복하면서 기본 동작을 몸에 익혔다면 이제 여러분 스스로 트레이너가 되어 각자의 몸에 알맞은 스트레칭 프로그램을 직접 개발해 보세요. 먼저 10~13장에 나와 있는 스트레칭 프로그램을 따라 해본 후 원하는 변형 자세로 바꾸어가며 자신만의 프로그램을 짜보거나 2부에 소개한 동작들을 여러분이 설정한 목표에 알맞게 뒤섞어 맞춤형 스트레칭 프로그램을 만들어도 좋습니다.

맞춤형 스트레칭의 원칙

자신에게 알맞은 스트레칭 프로그램을 짤 때는 다음과 같은 원칙을 참고하세요.

정적 스트레칭 동작은 최대 1분간 유지한다

이 책에 제시된 지침을 기준으로 할 경우 정적 스트레칭 동작은 1분간 유지할 때 가장 효과가 큽니다. 각자의 목표에 따라 각 동작을 30초씩 2단계로 나누어 하거나 15초씩 4단계로 나누어 반복해도 좋습니다.

연속적인 동적 스트레칭 프로그램을 만든다

동적 스트레칭 프로그램은 앞뒤로 움직이는 동작으로 시작해 좌우로 움직이거나 몸을 비트는 동작으로 이어가는 식으로 구성합니다.

컨디션에 따라 그날그날 스트레칭 동작을 변형한다

몸 상태는 매일매일 달라지는 만큼 변형 자세을 참고해 통증을 느끼지 않는 범위 내에서 스트레칭 동작을 할 수 있도록 다양한 프로그램을 짜는 것이 중요합니다.

공략하고 싶은 부위를 정한다

각 스트레칭 동작이 정확히 어느 부위와 근육을 공략하는지를 이해해야 효과를 극대화할 수 있습니다. 가령 다양한 근육을 동시에 쓰는 스트레칭 동작은 노력 대비 효과가 훨씬 큽니다.

다양한 스트레칭 기법을 시도한다

이 책에 소개된 프로그램은 동적·정적 스트레칭이 주를 이루지만 여러분에게 알맞은 프로그램을 새롭게 짤 경우 능동적 고립 스트레칭Active Isolated Stretching, 국소 부위에만 가벼운 압력을 가해 2초만 유지하는 스트레칭 기법이나 PNF 등 다양한 기법을 함께 시도하면 더 큰 효과를 기대할 수 있습니다.

전문가와 함께하는 스트레칭

전문 트레이너의 도움을 받아 자신의 목표와 건강 상태 등을 고려해 맞춤형 스트레칭 프로그램을 개발하는 것도 좋습니다. 전문적인 지식을 갖춘 트레이너는 여러분이 원하는 효과를 거둘 수 있도록 동기를 부여해줄 뿐 아니라 올바른 자세로 교정하는 데도 도움을 줍니다.

여느 직업이 그렇듯 모든 트레이너가 똑같은 역량과 지도력을 갖추고 있는 건 아닙니다. 충분히 정보를 수집하면서 공인받은 전문 트레이너를 찾아보세요.

Chapter 15
노년을 위한 스트레칭

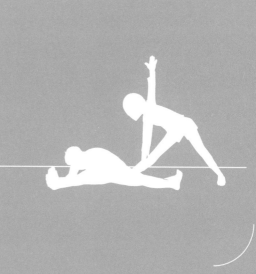

우리 신체는 노화가 진행됨에 따라 다양한 변화를 겪습니다. 그중 대표적인 게 근육이 감소하여 질환에 노출되는 것입니다. 건강하고 활기찬 노년의 삶을 살려면 체중의 최대 55%까지 차지하는 근육을 키우는 것이 중요합니다. 노년에 누워서 생활하지 않고 자유롭게 활동할 수 있을지 여부는 근육을 얼마나 유지하느냐에 달려있습니다.

사실, 노화로 인한 근육량의 감소는 자연스러운 현상 중 하나라 할 수 있습니다. 근육량은 30대부터 50대까지 서서히 감소합니다. 그러다가 60대가 되면 급격히 줄어듭니다. 60대에는 젊었을 때 근육량의 30%가, 80대가 되면 50%가 사라집니다. 근육의 급격한 감소는 마치 자동차가 달리다가 급제동을 하는 것처럼 몸에 큰 충격을 줍니다. 이렇게 근육이 급격히 빠지는 증상을 '근감소증'이라고 합니다.

근감소증

근육은 영양분의 저장 공간인데 부족한 근육 때문에 영양분을 공급할 곳이 줄어들게 되면 남는 영양소는 지방으로 전환되어 비만이 생기기 쉽고 이애 따라 대사증후군의 위험이 증가할 수 있습니다. 신진대사율이 떨어져 활력을 잃고 쉽게 피로해집니다.

또한 근육이 감소하면 관절을 튼튼하게 잡아주지 못해 관절들이 불안정해지기 쉽습니다. 따라서 연골이나 인대의 잦은 손상이 발생합니다. 작은 충격에도 골절되기 쉽고 낙상 위험이 증가하는 등 일상생활에 장애가 발생할 확률이 수 배로 높아집니다.

근감소증 예방

근감소증을 예방하려면 근육을 키워야 합니다. 젊었을 때는 물론 노년기에도 근력운동을 하는 건 효과가 있습니다. 유산소 운동뿐 아니라 근력운동을 반드시 병행해야 합니다. 다만 무리한 근력운동은 무리가 될 수 있기 때문에 강도가 높은 운동보다는 따라 하기 쉬운 스트레칭이 좋습니다.

노년층 근력운동은 강도보다 빈도입니다. 한 번에 오래 한다고 해서 무조건 좋은 것이 아닙니다. 장시간 하면 몸이 지쳐 해롭습니다. 몸에 무리가 가지 않는 선에서 자주 하는 스트레칭이 최적의 운동인 것입니다. 노년을 위한 필수 스트레칭은 다음과 같습니다.

다리 스트레칭

우리 몸에 퍼져 있는 600여 개 근육 모두 신체에 꼭 필요하지만 그 중에서도 특히 단련해야 하는 근육은 잘 걷고 뛰게 해주는 다리 근육입니다. 엉덩이와 다리 전반에 퍼져 있는 근육은 전체 근육의 70% 정도를 차지하며 노년층이라면 이 근육의 단련에 더욱 신경 써야 합니다. 무릎, 허벅지 스트레칭을 해주면 무릎관절을 지탱시켜주는 든든한 다리 근육을 만들 수 있습니다. 특히 허벅지 앞쪽에 있는 큰 근육을 키우면 퇴행성 관절염을 예방 관리할 수 있습니다.

허리 스트레칭

나이가 들면 자연스럽게 허리에 통증이 발생할 수 있습니다. 요통은 허리 부위에서 광범위하게 나타나는 통증을 말합니다. 오랫동안 안 좋은 자세 및 생활 습관들이 쌓이고 쌓이면서, 또는 뼈의 퇴행으로 인해서 허리뼈의 불안정이 발생할 수 있습니다. 이때 등, 몸통 스트레칭을 꾸준히 하면 주변 근력을 키우면서 허리에서 나타나는 질환과 요통을 예방할 수 있습니다.

어깨 스트레칭

어깨 관절은 우리 몸속에서 하루 3천 번 이상, 360도 회전이 가능한 유일한 관절입니다. 그만큼 사용량이 많기 때문에 다른 어떤 신체 부위보다도 빨리 닳고 염증이 잘 생깁니다. 나이가 들면서 어깨의 움직임에 이러한 제한이 생기는 현상을 흔히 동결근(오십견)이라고 합니다. 이 질환이 생기면 어깨 관절의 통증과 운동의 장애, 운동 범위가 감소하는 현상을 경험합니다. 동결근의 가장 중요한 예방법은 스트레칭입니다. 목, 가슴, 어깨 스트레칭을 해주면 유착하는 관절낭을 정상으로 만들며 넓은 관절 가동범위를 유지할 수 있습니다.

노년층들에게 특히 중요한 간단하게 스트레칭을 실시해서 만성통증을 예방할 수 있는 방법에 대하여 설명했습니다. 유소년, 청소년 시절에는 성장과 발달을 위해서 스트레칭을 합니다. 장년이 될 때쯤까지는 안정된 생활과 건강을 유지하기 위해서 스트레칭을 합니다. 노년층에게는 근육이 중요합니다. 근육이 건강하고 행복한 노년의 원천이기 때문입니다. 어떻게 하느냐에 따라 노년의 삶은 180도 달라집니다. 스트레칭은 평소 운동을 하지 않던 노인들에게도 매우 효과적인 운동입니다. 노화로 경직된 근육을 유연하고 활력 있게 유지해 주는 최상의 운동이기 때문입니다.

죽기 전까지
병원 갈 일 없는
스트레칭

개정판 1쇄 발행 | 2022년 11월 10일
개정판 2쇄 인쇄 | 2023년 1월 10일

지은이 | 제시카 매튜스
옮긴이 | 박서령
발행인 | 김태웅
편 집 | 양정화
본문디자인 | Moon-C Design
표지디자인 | [★]규
마케팅 | 나재승
제 작 | 현대순

발행처 | (주)동양북스
등 록 | 제 2014-000055호
주 소 | 서울시 마포구 동교로 22길 14 (04030)
구입 문의 | 전화 (02)337-1737   팩스 (02)334-6624
내용 문의 | 전화 (02)337-1763   dybooks2@gmail.com

ISBN 979-11-5768-783-1 03510